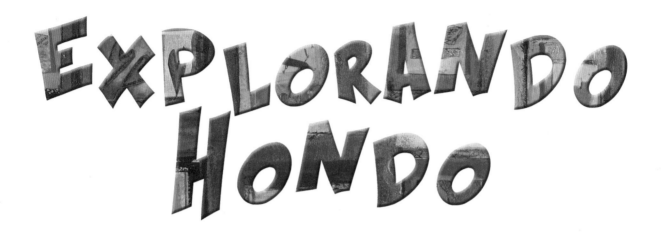

EXPLORANDO HONDO

Explorándome a mí mismo y
a los desafíos de mi salud

Este diario pertenece a...

_____

Mi edad y mis desafíos de salud

_____

Este es mi diario personal.
Por favor, no lo leas sin mi permiso.
Gracias por respetar mis deseos.

RESONANCE HOUSE

R E S O N A N C E HOUSE

Resonance House se esfuerza en ayudar a niños y jóvenes que enfrentan serios desafíos de salud, a sobrellevar el peso emocional de sus enfermedades o discapacidades, guiándolos a escribir un diario personal para encontrar su propia fuerza interior.

Resonance House LLC es una subsidiaria que pertenece íntegramente a la Silicon Valley Community Foundation. A través de colaboraciones con hospitales de niños, organizaciones de salud y donantes, la Resonance House aspira a mantener *Explorando Hondo* disponible para apoyar a todo niño que lucha con desafíos de la salud.

Visita nuestra página web www.diggingdeep.org o contáctanos a info@diggingdeep.org para:

- requerir un libro para niños o jóvenes con enfermedades serias;
- enterarse de cómo comprar *Explorando Hondo* o solicitar libros subvencionados;
- hacer una donación o patrocinar libros para su hospital preferido u otra organización;
- sumarse a nuestro blog y obtener consejos de expertos sobre las necesidades emocionales de niños con desafíos de salud.

 Resonance House (Estados Unidos de Norteamérica)
1288 Columbus Ave. #255
San Francisco, CA 94133
Información: info@diggingdeep.org
Internet: www.diggingdeep.org
Teléfono: 1-800-488-3202

ISBN 978-0-9891039-3-0
Impreso y encuadernado en Hong Kong
Diseño: Rose Offner: www.roseoffer.com
Diseño de tapa: Rose Offner y Neminn Win, www.winthedesigner.com
Traducción: Daniel Helfgot

Este libro está dedicado a todos los niños y adolescentes que presentan desafíos de salud, a sus familias y a los profesionales que trabajan con ellos. Gracias por ayudarnos a entender su lucha y por compartir sus triunfos.

ÍNDICE

EXPLORANDO MI VIDA

HOSPITALES, MÉDICOS Y TRATAMIENTOS

RABIA, MIEDO Y COMPRENSIÓN

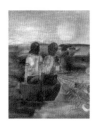

FAMILIA, AMIGOS Y EL APOYO DE QUIENES TE RODEAN

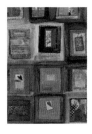

CARIÑO Y GRATITUD

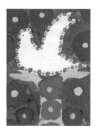

DESAFÍOS, CAMBIOS Y MADUREZ

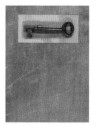

TU CAMINO Y TUS ANHELOS

El nudo de la cuestión

Sufrir una enfermedad grave es muy duro y casi siempre da mucho miedo. Esperamos que este libro te ayude a que ello sea un poco más fácil. La experiencia de cada uno es irrepetible, pero los niños y adolescentes con distintos problemas de salud se enfrentan con dificultades similares.

En este momento estás enfrentando dificultades en las cuales, la mayoría de los niños de tu edad, nunca tienen que pensar. ¿Te sientes distinto o distinta que antes? Quizás ni puedas participar de tus actividades favoritas o quizá la gente te hace preguntas incómodas, o se burlan de ti o, peor, simplemente se quedan mirándote. Todo esto puede preocuparte y no ser fácil de entender.

Este diario personal es un espacio privado para que explores tus problemas, triunfos y sueños. Escribir, nos ayuda a descubrir quiénes somos. Cuando terminamos de escribir acerca un tema o problema, a menudo descubrimos que ya teníamos la respuesta dentro nuestro. Al escribir, podemos enfrentarnos a nuestros miedos más profundos y encontrar el coraje para superar cualquier obstáculo.

Nosotras –Rose y Sheri– somos amigas y coautoras. Después de ofrecer un taller de arte y de diarios personales en una conferencia para niños con enfermedades, decidimos escribir este libro. Nos conmovió ver cómo los niños podían compartir sus sentimientos, inspirando a los participantes a llorar, reír y a expresar hasta las realidades más difíciles. A las dos nos apasiona ayudar a la gente a curarse gracias al poder del arte y de la escritura.

Cuando era niña, Sheri fue operada varias veces de los ojos, por lo que pasó mucho tiempo en hospitales. Los voluntarios organizaban juegos divertidos para ella a pesar de que tenía los ojos vendados. Luego, cuando Sheri cumplió 16 años, fue voluntaria en la sala de juegos del hospital para ayudar a otros niños a sobrellevar su estadía. Poco después, aún siendo joven, Sheri descubrió que tenía un tumor cerebral.

Al principio tuvo mucho miedo, porque sabía lo duros que eran los tratamientos recibidos por los niños a los que había ayudado como voluntaria. Pero después, se inspiró recordando la actitud positiva, la valentía y el espíritu de aquellos. Enfrentando su propia enfermedad, Sheri aprendió a ir explorando hondo y a poder liberar su poder innato para sanarse.

Esto ocurrió hace más de 25 años. Hoy, Sheri está extremadamente agradecida de que su cáncer ha desaparecido, ojalá para siempre. Sobrevivir al cáncer la ayudó a darse cuenta de que podría hacer todo lo que se propusiera. Ahora, Sheri cumple con su pasión de ofrecer apoyo para niños en hospitales y campamentos especializados. Ama pintar y hacer arte, jugar a los disfraces y ayudar a crear diarios personales con niños y niñas.

En su adolescencia, Rose encontró que su diario personal era un lugar seguro donde podía explorar sus sentimientos. A través del proceso de escribir, ella pudo expresar sus emociones, encontrar su propia voz y ver las cosas con mayor claridad. Desde muy joven reconoció el poder de combinar imágenes, dibujos y texto para crear hermosos diarios hechos a mano. Cuando estaba deprimida, la escritura creativa le mejoraba el ánimo.

Rose es ahora escritora, artista y educadora. En sus talleres y libros, ella inspira a niños y adultos a escribir, pintar y compartir sus sentimientos más íntimos. Rose cree que todas las personas tienen una historia para contar y que el poder sanador es liberado a través del proceso de escribir y escuchar las historias de otros.

Explorando mi vida

Explorarse a uno mismo quiere decir hacerse preguntas honestas sobre quién somos y qué sentimos. Escuchar a nuestro cuerpo, nuestro corazón y alma es un regalo que podemos darnos, un regalo que nos ayuda, sin duda alguna, a querernos

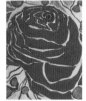

y a ver lo especiales que somos. Ser especial no se trata de qué es lo que puedes hacer o cómo te ves a ti mismo. Se trata de quién eres en tu interior.

Una enfermedad es sólo una pequeña parte de quien eres. Cuando reconoces la parte de ti que irradia luz, especialmente en momentos difíciles, puedes ver la solución a cualquier desafío.

Hospitales, médicos y tratamientos

Visitar médicos y hospitales puede confundirte: nunca sabes qué es lo que va a pasar. Someterte a pruebas o inyecciones te puede hacer sentir como que eres objeto de un experimento. A veces sientes que otras personas están tomando decisiones sobre tu vida sin preguntarte tu opinión.

Muchos niños odian los hospitales. Te hacen poner batas estúpidas y te hacen usar bacinillas humillantes. Sueros endovenosos, agujas hipodérmicas y tomar medicinas, son cosas desagradables e irritantes y los aparatos hospitalarios también pueden dar miedo. Estar fuera de casa te puede hacer sentir incómodo. Extrañas tu cuarto, tu cama y tus cosas. Estar separado de tu familia, tus amigos y tu escuela también puede deprimirte.

Sin embargo, en el medio de todo esto, puede haber sorpresas agradables como las tarjetas de tus compañeros de clase y los regalos de las visitas que te recuerdan cuánto te quieren y se preocupan. Aunque los tratamientos y las medicinas a veces te hacen sentir peor, al menos por un tiempo, recuerda que los médicos y las enfermeras trabajan duro para que te mejores. Aun así, es normal quedar desconcertado con estas experiencias.

Rabia, miedo y comprensión

Cuando te enfrentas con una enfermedad, es natural tener miedo o sentirse frustrado. Pero es la rabia y la tristeza que no expresamos lo que queda atascado dentro de nosotros y nos deprime aún más. Poner en palabras y dibujos nuestros sentimientos ayuda a aliviarnos.

A veces, escribir puede hacernos sentir vulnerables. Puede que hasta quizá rompas a llorar a medida que te expresas. Cuando lloramos estamos admitiendo nuestros sentimientos, y eso muestra coraje. Mantener un diario personal te ayudará a recurrir a tu fuerza interna, y recordarte que tu espíritu es más fuerte que cualquier enfermedad.

Familia, amigos y el apoyo de quienes te rodean

La familia y los amigos ofrecen algunas de la mayores alegrías de la vida, pero angustias también. Cuando la vida nos pone a prueba, podemos ver quiénes son nuestros verdaderos amigos, esos que nos llaman, nos visitan, comparten con nosotros y nos escuchan. Los amigos de verdad nos dan aliento para ser mejores y más fuertes de lo que somos y nunca nos desmoralizan. Nos entienden aún cuando nuestras familias no pueden hacerlo, y nos ayudan a sentirnos que somos parte de lo que nos rodea.

Es importante recordar que cada persona reacciona frente a una enfermedad de manera distinta. Están los que tienen miedo y no saben qué decir. A veces, cuando tienes más necesidad de apoyo, sientes como que no lo encuentras. Otras veces, tus amistades se vuelven más fuertes que nunca, porque te das cuenta lo importante que eres para el otro y el otro para ti. Puede que incluso conozcas amigos nuevos atravesando por problemas similares al tuyo. Sin importar dónde consigas apoyo, estar rodeado de cariño tiene un gran poder curativo.

Cariño y gratitud

A veces, cuando estamos enfermos, nos enfadamos fácilmente y terminamos tratando mal a quienes más queremos. Cuando estamos de mal humor, no nos gusta cómo somos. Y a veces nos sentimos culpables por toda la atención que estamos recibiendo. Pero, si nos detenemos a pensar, podríamos ver cómo nos apoyan quienes tenemos más cerca; podríamos sentir y experimentar cariño como nunca lo experimentáramos. Al manifestar nuestra gratitud, nos damos cuenta del poder del cariño que proviene del dar y recibir.

Desafíos, cambio y madurez

Cambiar es una parte natural del crecer, pero una enfermedad o una discapacidad a menudo traen juntos cambios imprevistos y ajustes difíciles. Puede haber momentos en los que creas que no puedes soportarlo. Usa tu diario íntimo para descargar estos problemas y canalizar tus sentimientos. Cuando admitas que, por momentos, la vida parece un profundo pozo negro, probablemente verás que no hay otro camino que hacia arriba.

Nuestros desafíos son casi siempre nuestros mejores maestros. Escribiendo en tu diario podrías descubrir maneras de aguantar muchos de los desafíos de la vida como así también aprender que eres una persona más fuerte y más sabia debido a lo que te ha tocado vivir.

Tu camino y tus anhelos

Nuestros sueños y objetivos son importantes. Nos ayudan a seguir nuestros instintos en momentos difíciles y nos dan algo positivo para pensar. La imaginación y la pasión son ingredientes vitales para transformar los sueños en realidad.

Mientras lidias con una enfermedad o una discapacidad, quizá te preguntes qué sentido tiene la vida cuando nada parece salir como lo planeamos. Atreverte a soñar mejora el ánimo y da fuerza. Escribir, pintar o dibujar nos permite entender nuestro mundo y dejar nuestra huella personal en él. Usa este diario para descubrir tus sueños y tus anhelos y ¡ese será el primer paso para que se te cumplan!

Cómo comenzar

Tu diario es para ti, acerca de ti y hecho por ti. Tú decides cómo quieres usarlo. No hay reglas. No tienes porqué empezar por el principio ni terminar por el final. Puedes empezar con cualquier página que te guste. Si estás padeciendo de algo en particular, busca una pregunta relacionada con ello. Cuando escribimos sobre algo que nos aqueja y nos damos tiempo para reflexionar y escucharnos a nosotros mismos, algo mágico ocurre: las respuestas vienen desde dentro de nosotros mismos.

Siéntete libre para escribir sobre los dibujos. Tus palabras los hacen aún más hermosos. No te preocupes por cometer errores: es más, comete uno a propósito y despreocúpate de ello. Algunas de nuestras obras de arte favoritas provienen de intentos que en un principio parecieron errores, así como muchas de nuestras lecciones más importantes también provienen de nuestros errores.

Si tienes dudas sobre cómo comenzar, pregúntate: "¿Qué estoy tratando de decir?" Habla con el corazón, no con la cabeza. Esto a menudo significa escribir rápido, sin pensar demasiado. Algunas preguntas de este diario son más difíciles que otras. Si alguna pregunta no te interesa, o te parece demasiado difícil, déjala para más tarde. Siempre puedes volver cuando quieras.

Sin duda, el coraje surge cuando enfrentamos las cosas que nos dan temor. Cuando vemos que podemos solucionar nuestros propios problemas, sentimos una sensación de alivio y satisfacción.

Si no tienes la energía para escribir en el diario, puedes pedirle a otra persona que escriba lo que quieres decir. Redactar tu diario personal con otra persona te dará una manera de hablar sobre estos sentimientos e ideas que, de otra manera, serían difíciles de expresar. Si quieres, puedes compartir lo que has escrito con tus padres, hermanos o hermanas, amigos, enfermeros y con tus maestros.

También tendrás ideas, sentimientos o miedos que querrás mantener en privado. Si dejas tu diario al alcance de otros, alguien puede invadir tu intimidad. Aunque ello ocurra, ¡no dejes de escribir!

Decorando tu diario

Tu diario personal es el lugar donde puedes expresar libremente todas tus facetas. Decóralo con etiquetas engomadas, bolsillos de papel y sobres adornados donde puedes poner pensamientos privados que no quieras compartir. Para hacer un bolsillo, simplemente recorta un trozo de cartulina y colócalo sobre una de las páginas del diario y pegándolo a la página sólo en tres de sus bordes. Puedes dibujar, pintar o hacer collages sobre tus bolsillos y sobres. Puedes usar ideas propias para hacer bolsillos o, quizá te gusten algunas de estas:

En un sobre de basura puedes arrojar los miedos, las dudas y los pensamientos negativos que hayas escrito, así como todo lo que alguien te dijo o te hizo y que te dolió. Esto te ayudará a superar el pasado, las frustraciones actuales y todo lo que te molesta.

Un bolsillo de rabia es un lugar seguro para poner tus rabias y desilusiones. Escribe en pedacitos de papel y almacénalos en el bolsillo de rabia. Así podrás escribir de todo en tu diario íntimo, expresando esos sentimientos que no quieres que nadie lea. Esto te dará libertad para expresar tu furia y berrinches en lugar de tener que quedártelos dentro tuyo. Escribir sobre tu rabia en pedazos de papel negro con marcadores de colores puede darte mucho alivio, además de ser muy artístico.

Un bolsillo para cartas no enviadas es donde puedes poner cartas que expresan tu rabia, tu dolor y tu frustración. Las cartas no enviadas son aquellas cartas que escribes para determinadas personas pero que nunca enviaste, pero que te permitieron expresar sentimientos contenidos. Notarás que te sientes menos malestar después de escribirlas. Escribir cartas que no se envían funciona muy bien para mucha gente.

Un bolsillo de afecto es donde guardas tus cartas, tarjetas y recuerdos más queridos, aquellos que quieres preservar y volver a leerlos cada vez que necesites levantar el ánimo.

A medida que completes tu diario, experimenta con bolígrafos de colores metálicos, dorados o plateados (ten cuidado, porque a veces chorrean), lápices de colores, plumas de gel y estrellitas brillantes engomadas.

Si te quedas sin espacio para escribir, continúa en otra hoja de papel. Ponle un título y agrégala en uno de los bolsillos.

Es posible que te guste tanto escribir un diario personal que decidas empezar otro por tu cuenta. Simplemente crea dibujos con bordes, combina las páginas para crear un libro, inventa preguntas que te hagan pensar o, simplemente, escribe.

Ahora que ya sabes el por qué y el cómo de escribir diarios personales, comienza tu trayecto y ¡disfruta del camino!

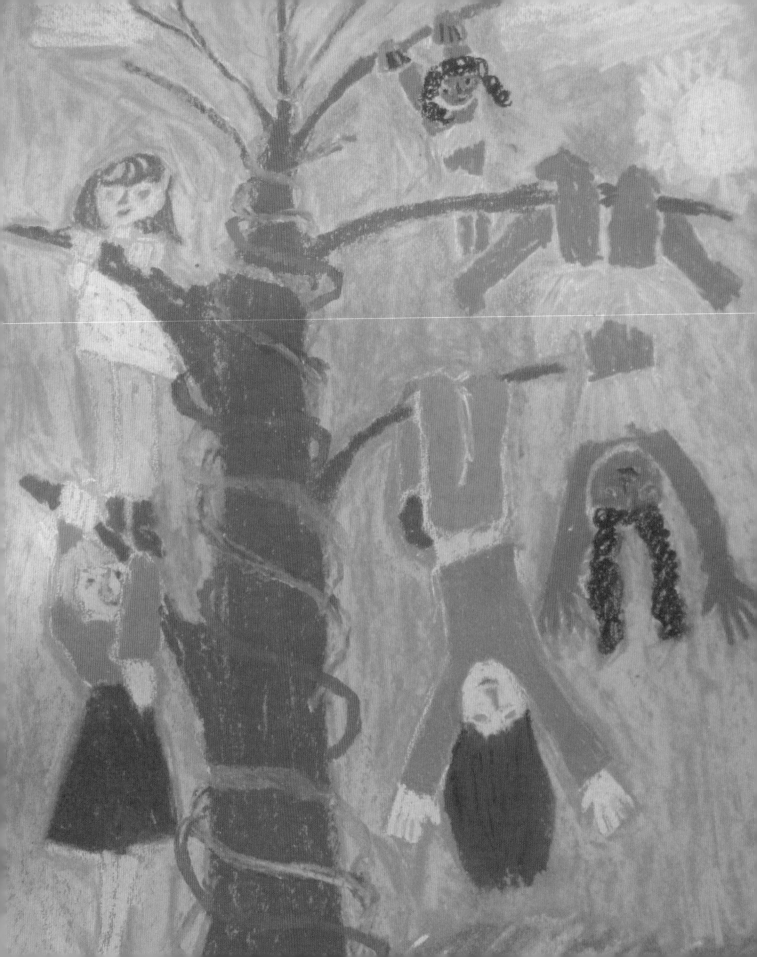

EXPLORANDO MI VIDA

Mi yo estelar

Todos somos especiales. Escribe sobre tus talentos personales, tus habilidades y preferencias. ¿Qué es lo que haces bien?

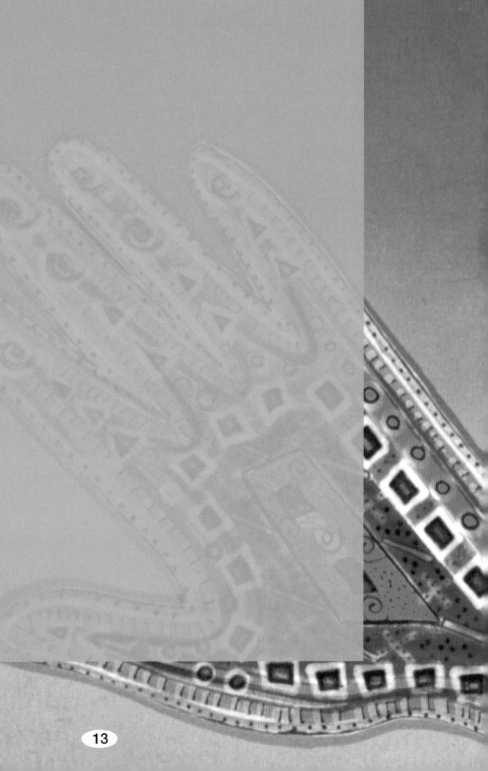

Metamorfosis

A veces, cuando recibimos un diagnóstico médico y debemos enfrentar problemas de salud, puede resultar difícil recordar quiénes somos realmente. Describe los cambios que estás viviendo y qué te hacen sentir esos cambios.

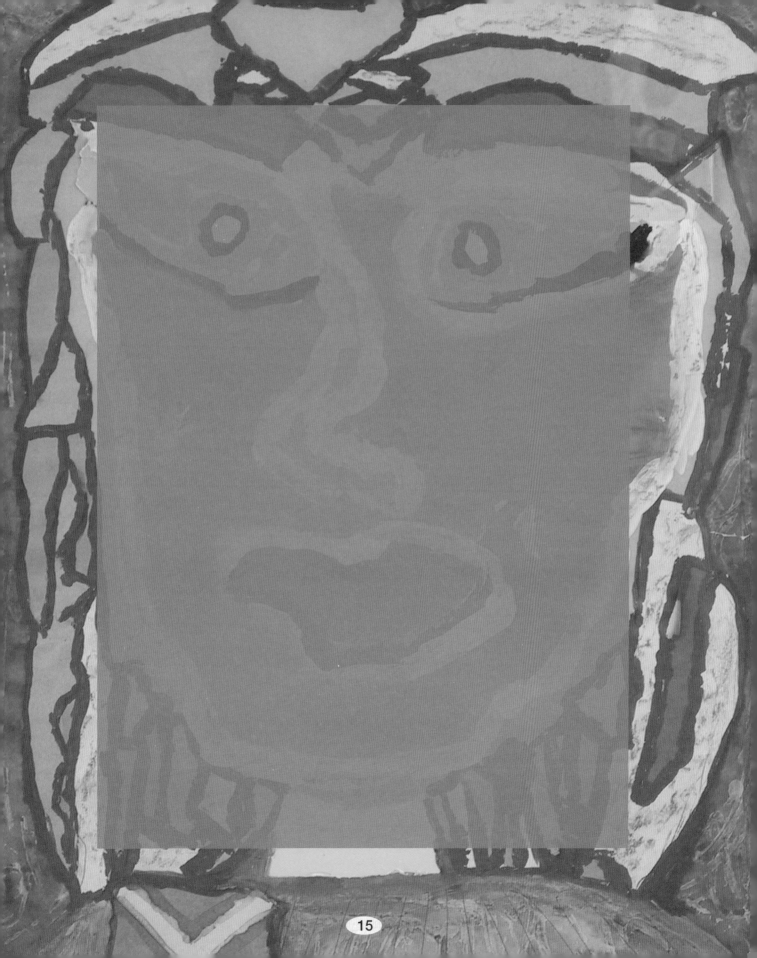

Tu energía

¿Qué es lo que te da energía y qué es lo que te cansa? ¿Cómo puedes crear oportunidades para disfrutar de los amigos o de las actividades que te levantan el ánimo en los días que estás agotado?

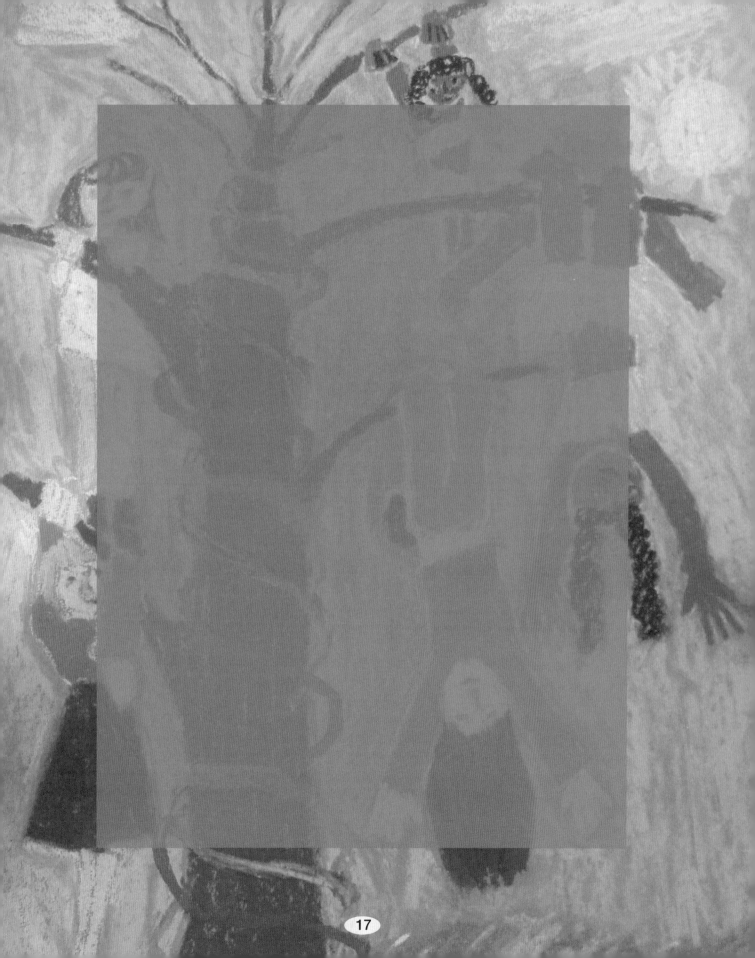

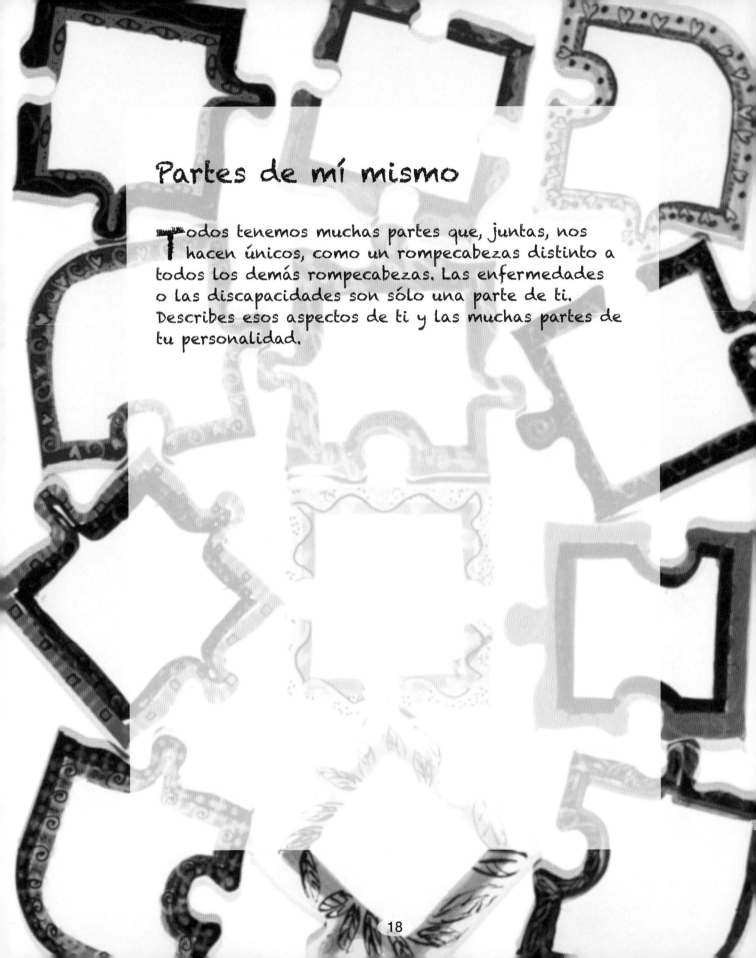

Partes de mí mismo

Todos tenemos muchas partes que, juntas, nos hacen únicos, como un rompecabezas distinto a todos los demás rompecabezas. Las enfermedades o las discapacidades son sólo una parte de ti. Describes esos aspectos de ti y las muchas partes de tu personalidad.

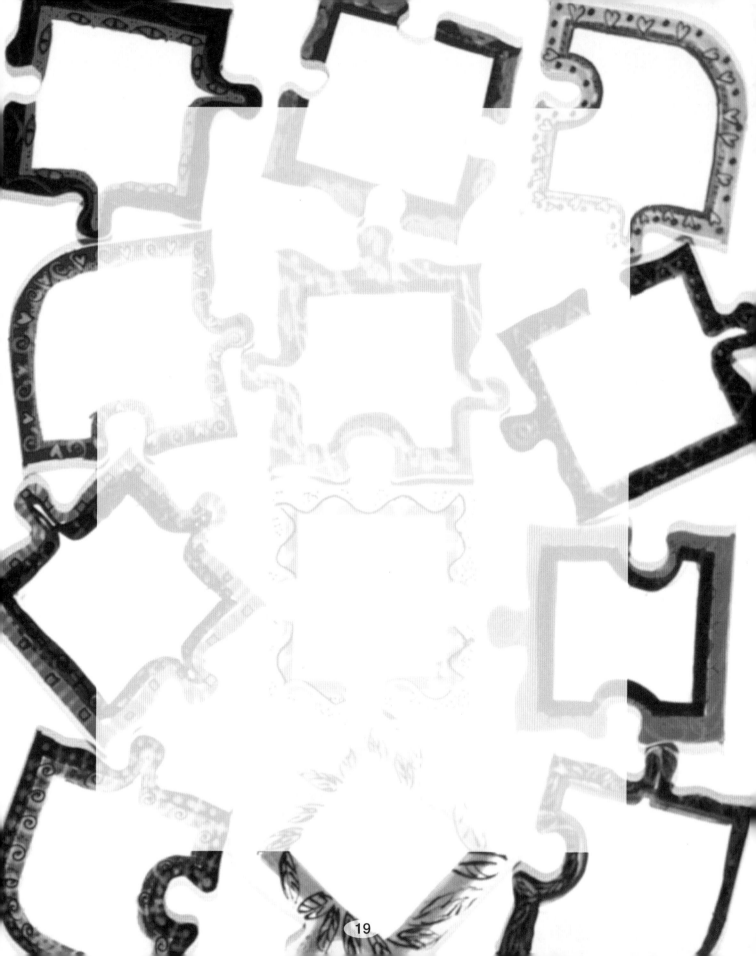

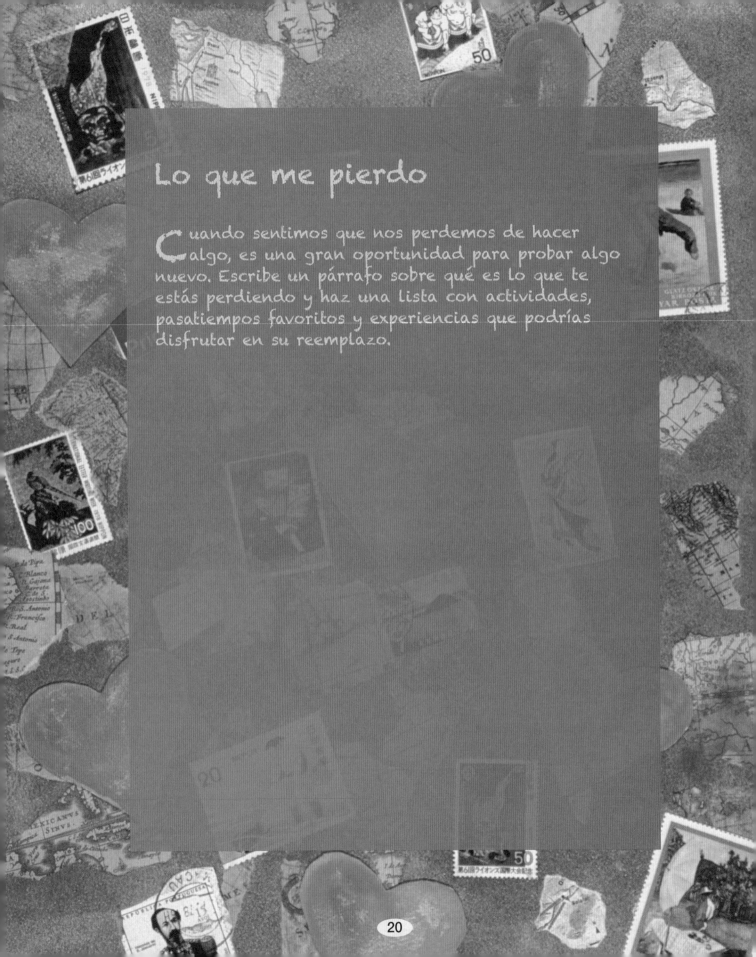

Lo que me pierdo

Cuando sentimos que nos perdemos de hacer algo, es una gran oportunidad para probar algo nuevo. Escribe un párrafo sobre qué es lo que te estás perdiendo y haz una lista con actividades, pasatiempos favoritos y experiencias que podrías disfrutar en su reemplazo.

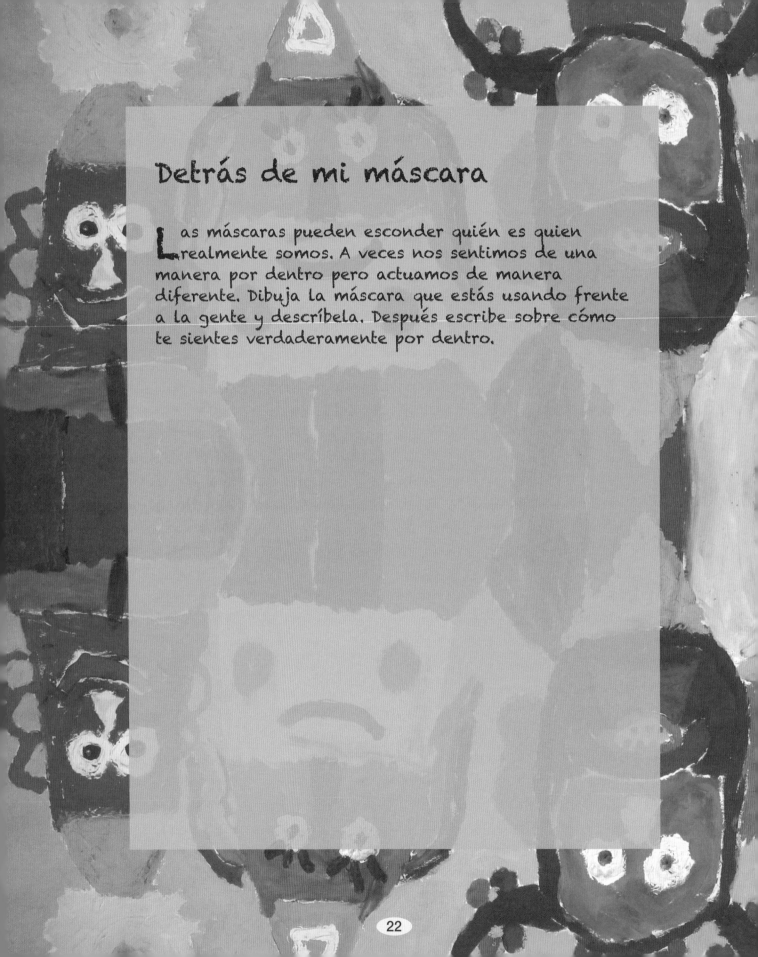

Detrás de mi máscara

Las máscaras pueden esconder quién es quien realmente somos. A veces nos sentimos de una manera por dentro pero actuamos de manera diferente. Dibuja la máscara que estás usando frente a la gente y descríbela. Después escribe sobre cómo te sientes verdaderamente por dentro.

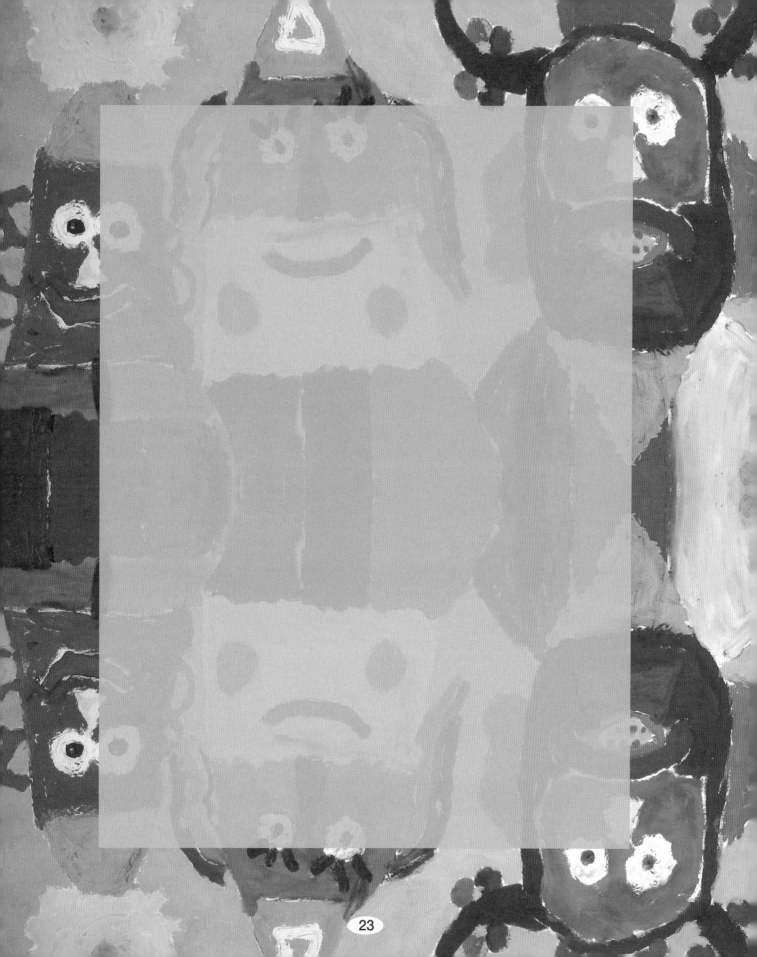

¡Ah, la escuela!

¿Qué es lo que te gusta de la escuela? ¿Qué desafíos has tenido que enfrentar respecto a ella? ¿Qué es lo que podría hacer más fácil esos momentos?

Si no vas en la escuela, ¿Qué echas de menos de ella? ¿Cómo crees que será cuando regreses? ¿Qué es lo que haría más fácil tu regreso?

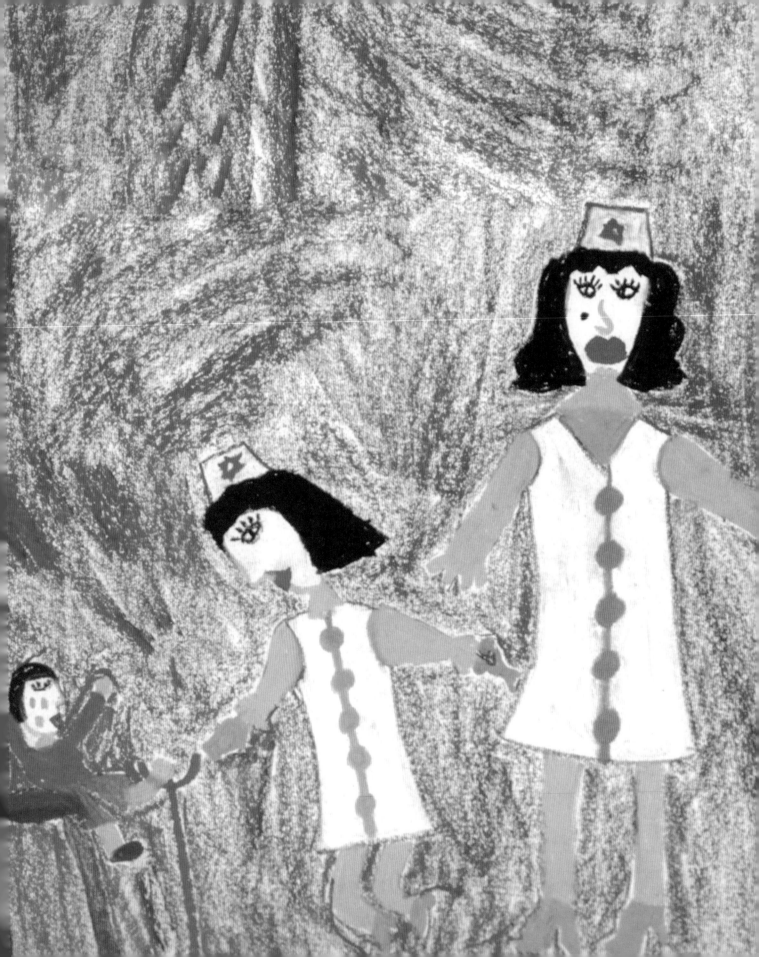

HOSPITALES, MÉDICOS Y TRATAMIENTOS

El mundo patas para arriba

A veces la vida es injusta y nos pasan cosas que no entendemos inmediatamente. ¿Te has preguntado alguna vez "por qué yo"? Describe cómo te sentiste el día en que recibiste tu diagnóstico. ¿Qué es lo que entiendes mejor ahora sobre tu enfermedad con respecto a aquel día?

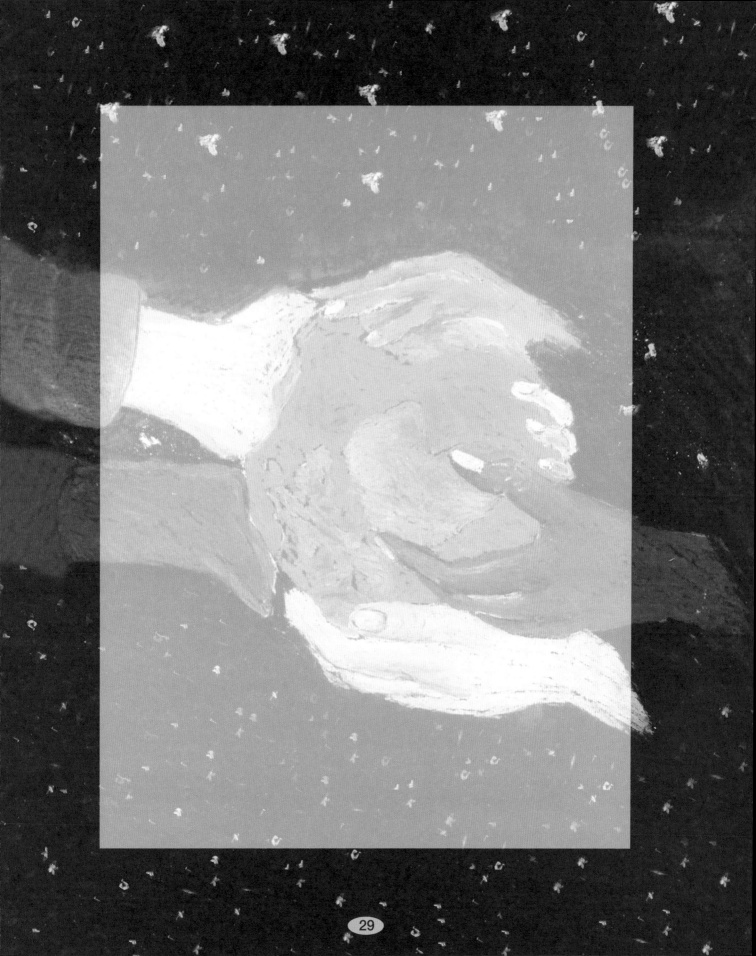

La hora de las medicinas

Si eres como los demás niños con desafíos de salud, estarás tomando medicinas, haciéndote tratamientos o ambas cosas. ¿Cómo te hacen sentir esas medicinas y tratamientos? ¿Cómo afectan tu vida?

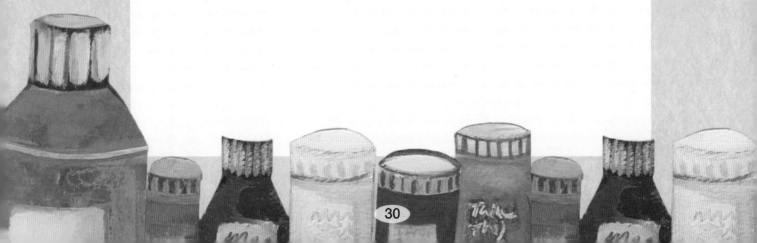

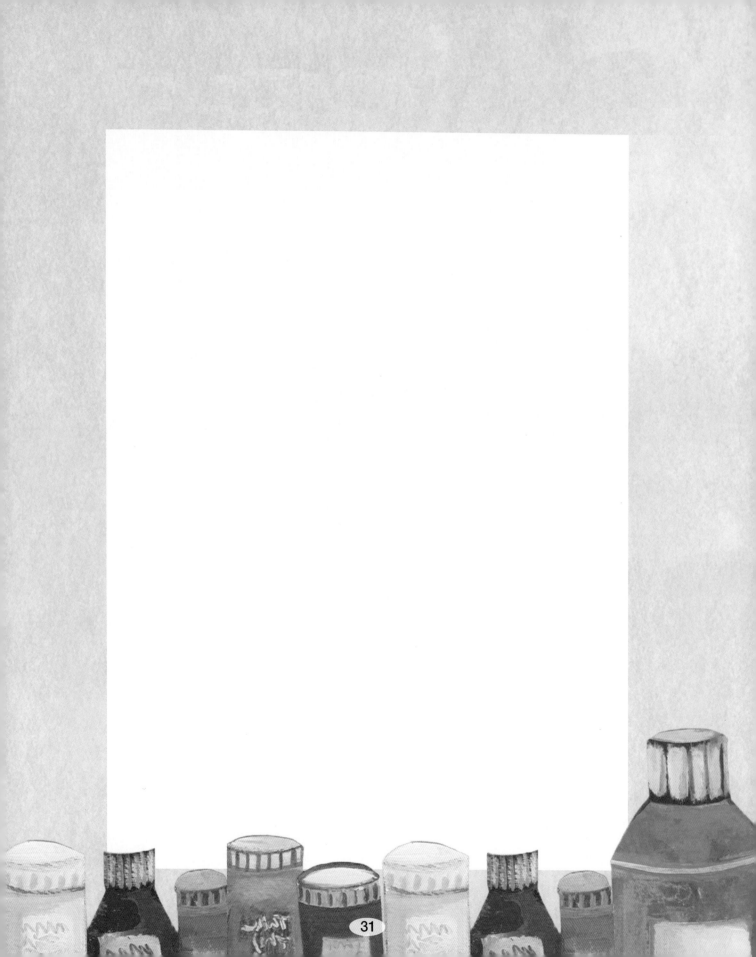

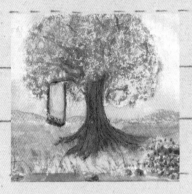

Carta de un yo más joven

Con un lápiz de felpa o marcador y usando la mano que normalmente no usas, escribe una carta a tu padre o madre o a los dos. Empieza con "Querida mamá..." o "Querido papá..." o utiliza los nombres que uses para referirte a ellos y fíjate qué es lo que te sale.

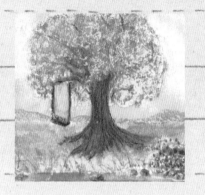

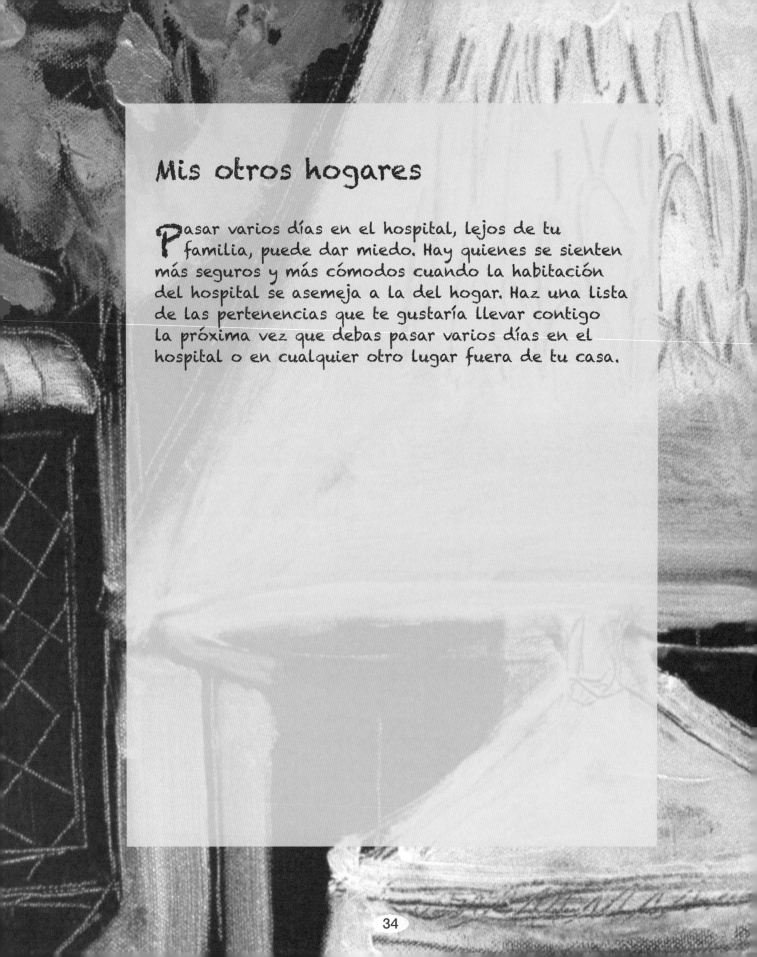

Mis otros hogares

Pasar varios días en el hospital, lejos de tu familia, puede dar miedo. Hay quienes se sienten más seguros y más cómodos cuando la habitación del hospital se asemeja a la del hogar. Haz una lista de las pertenencias que te gustaría llevar contigo la próxima vez que debas pasar varios días en el hospital o en cualquier otro lugar fuera de tu casa.

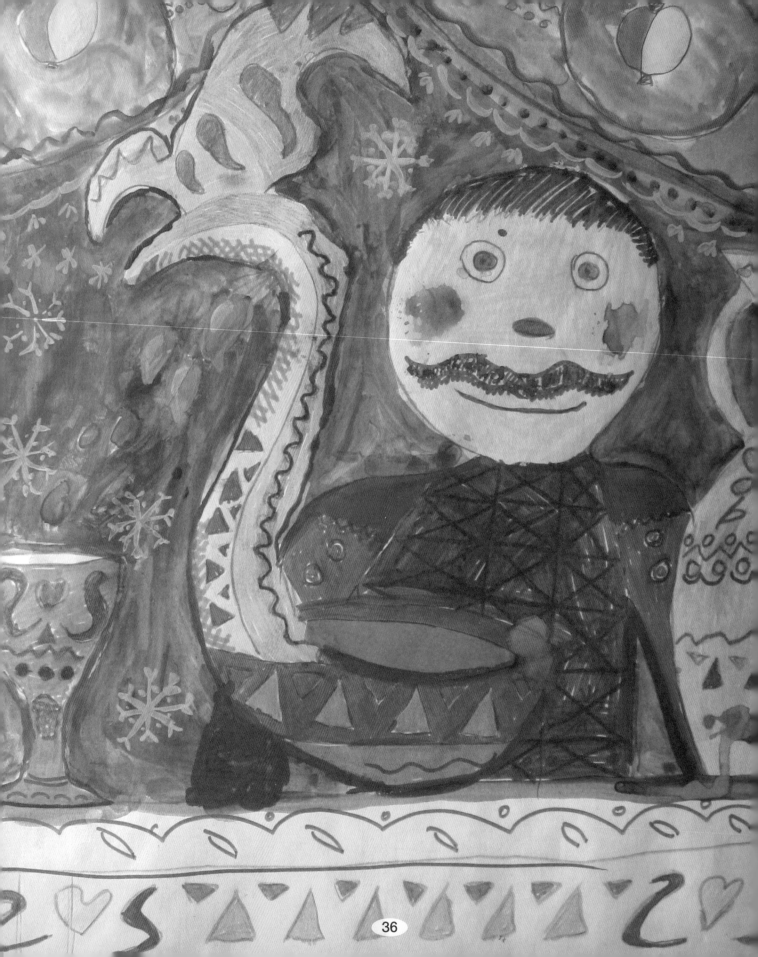

Mis propias respuestas

Cuando uno tiene problemas de salud, a veces es difícil manejar tantas responsabilidades y tanta información. ¿Qué has aprendido a hacer para que sea más fácil cuidar de ti mismo? ¿Te encargas tu mismo de aspectos de tú tratamiento?

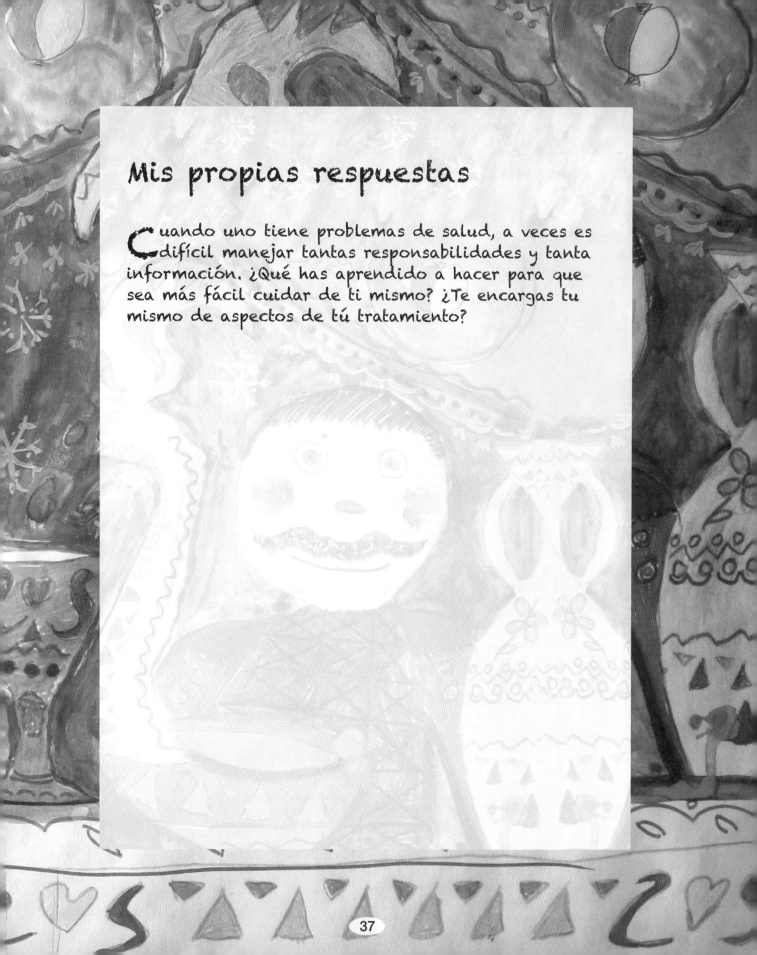

Justamente lo contrario

¿Sientes a veces como que no quieres hacer lo que el doctor indica? Escribe sobre alguna ocasión en la que no seguiste las indicaciones del médico y explica qué es lo que pasó. ¿Quién te ayuda a cuidar de ti mismo?

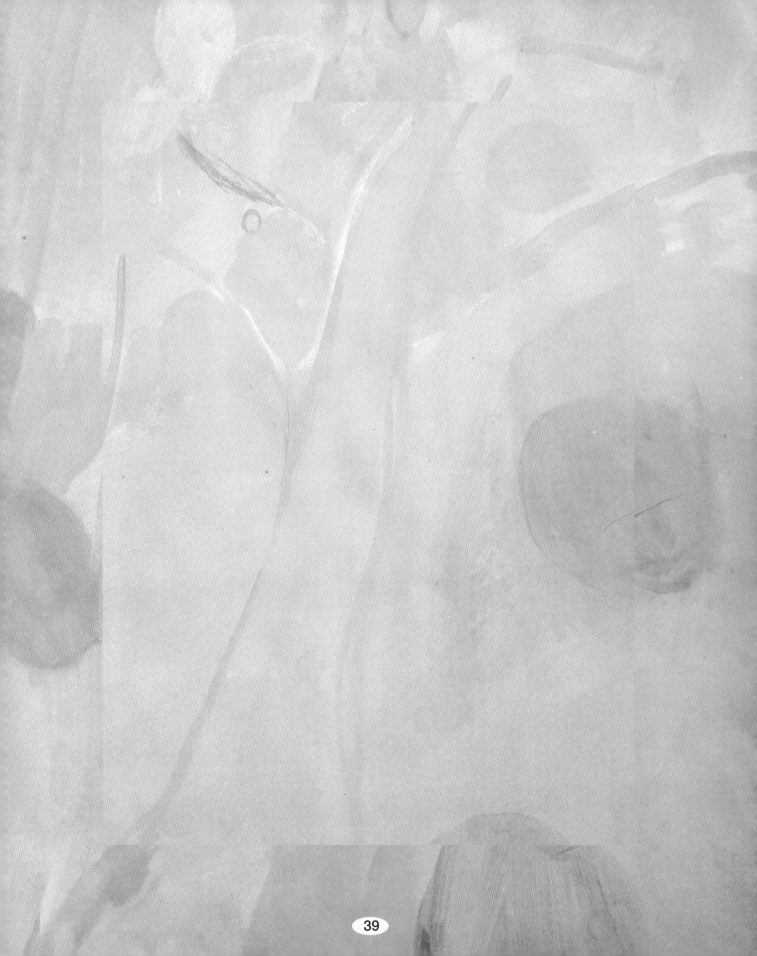

Doctores y hospitales

Muchas veces, niños o jóvenes, se sienten ansiosos cuando tienen que ir al médico o al hospital. Ello es normal. Describe cómo crees que funcionan tus medicinas o tus tratamientos. Después, toma la iniciativa y haz una lista de preguntas para tus padres, doctores u otras personas que te cuidan.

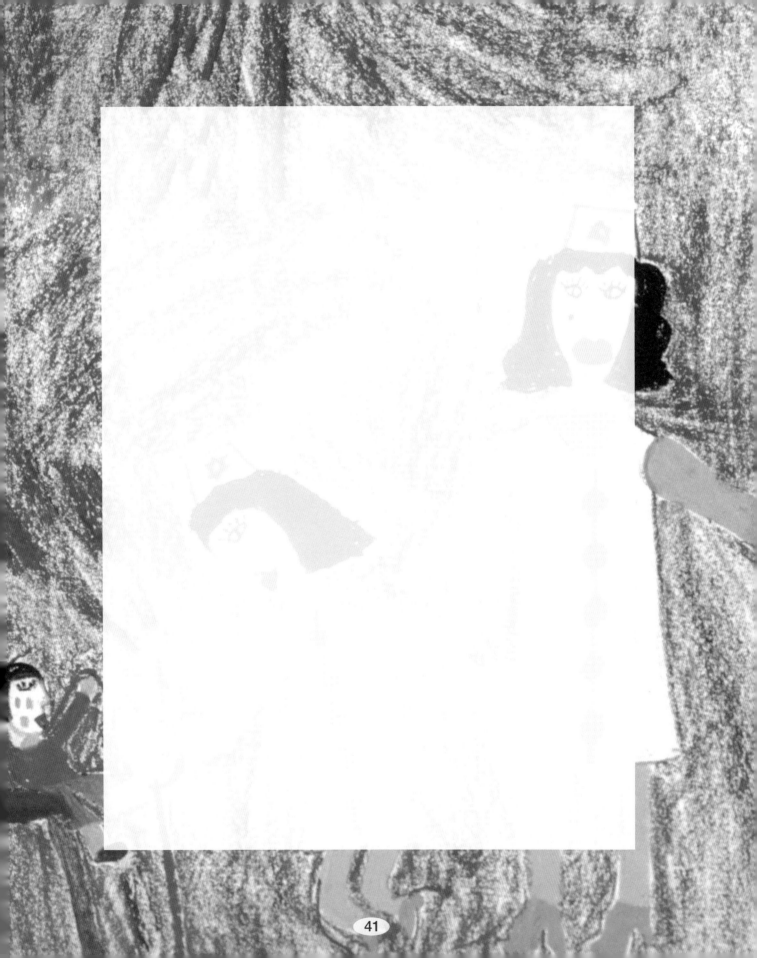

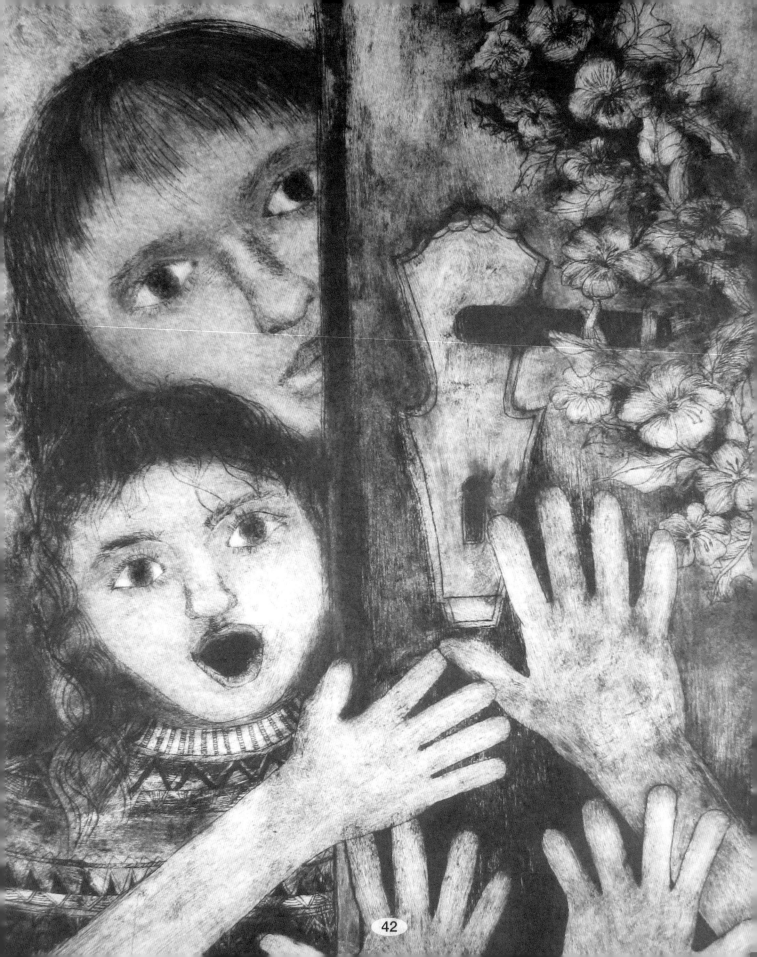

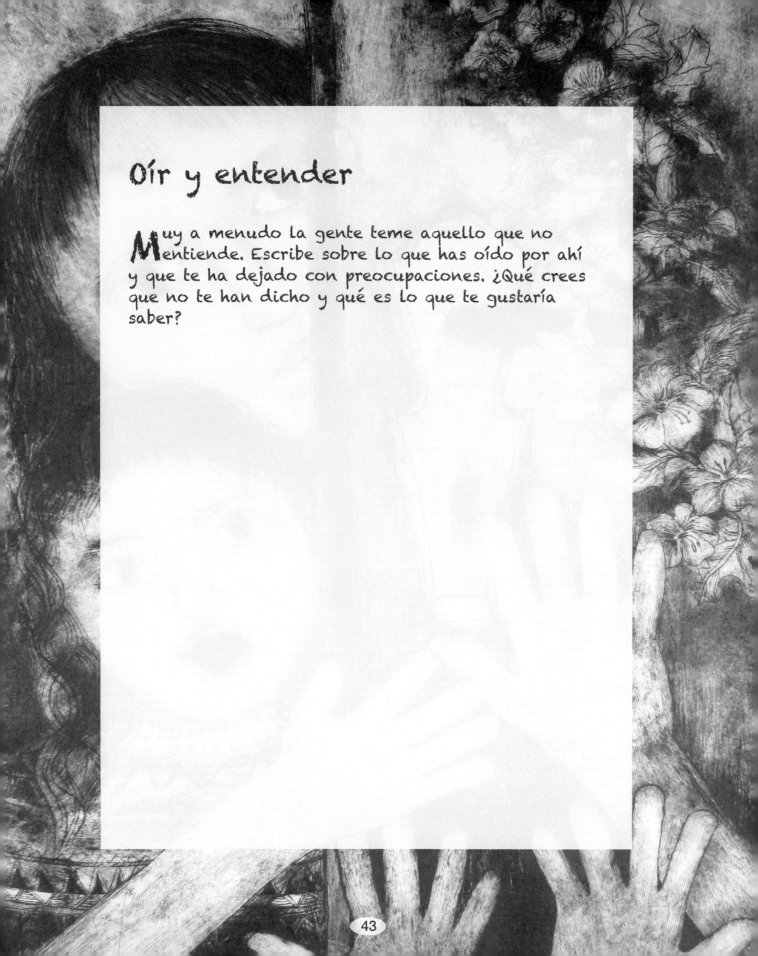

Oír y entender

Muy a menudo la gente teme aquello que no entiende. Escribe sobre lo que has oído por ahí y que te ha dejado con preocupaciones. ¿Qué crees que no te han dicho y qué es lo que te gustaría saber?

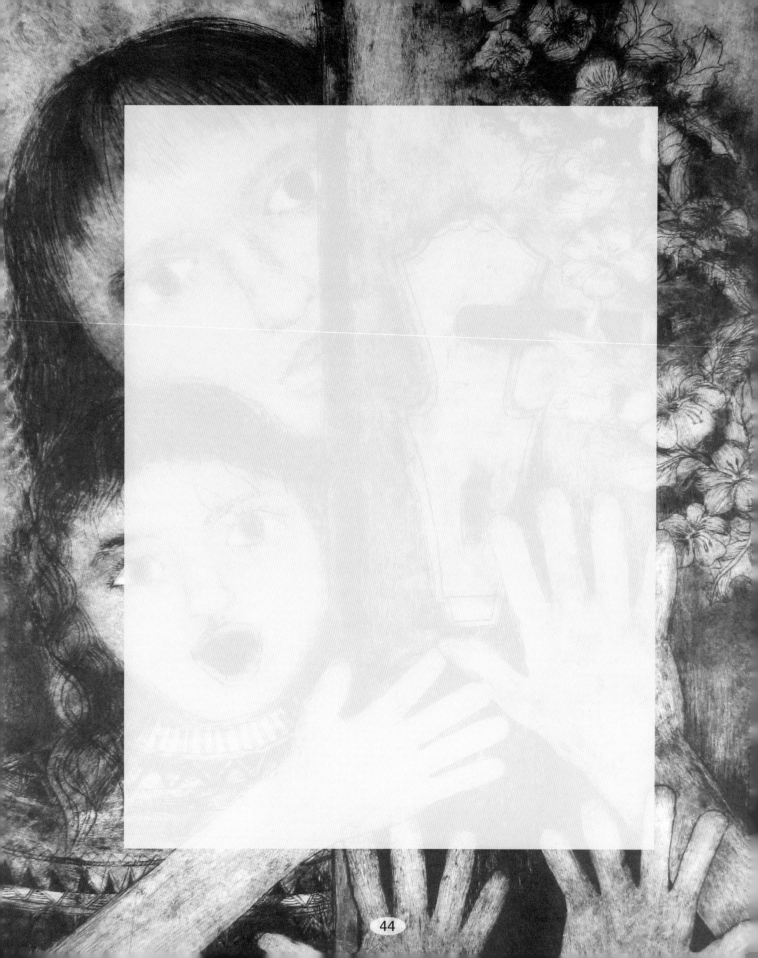

¡Otra vez!

Volver a enfermarse es desconsolante. ¿Cómo haces para encontrar fuerzas para volver a luchar? ¿Qué aprendiste en el pasado que pueda ayudarte ahora?

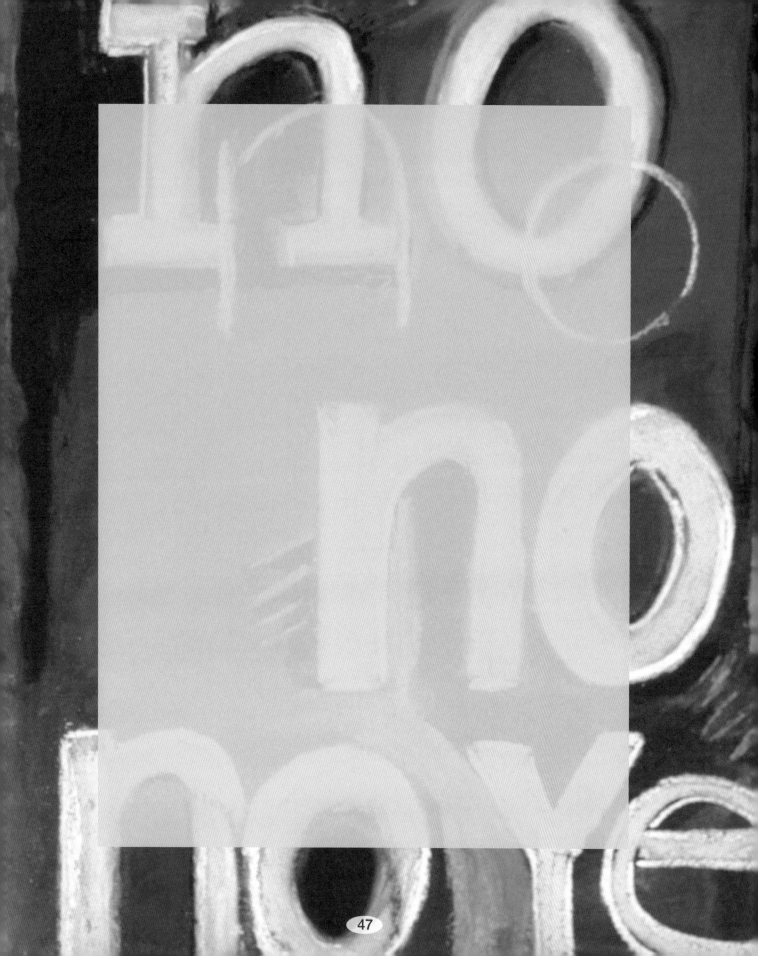

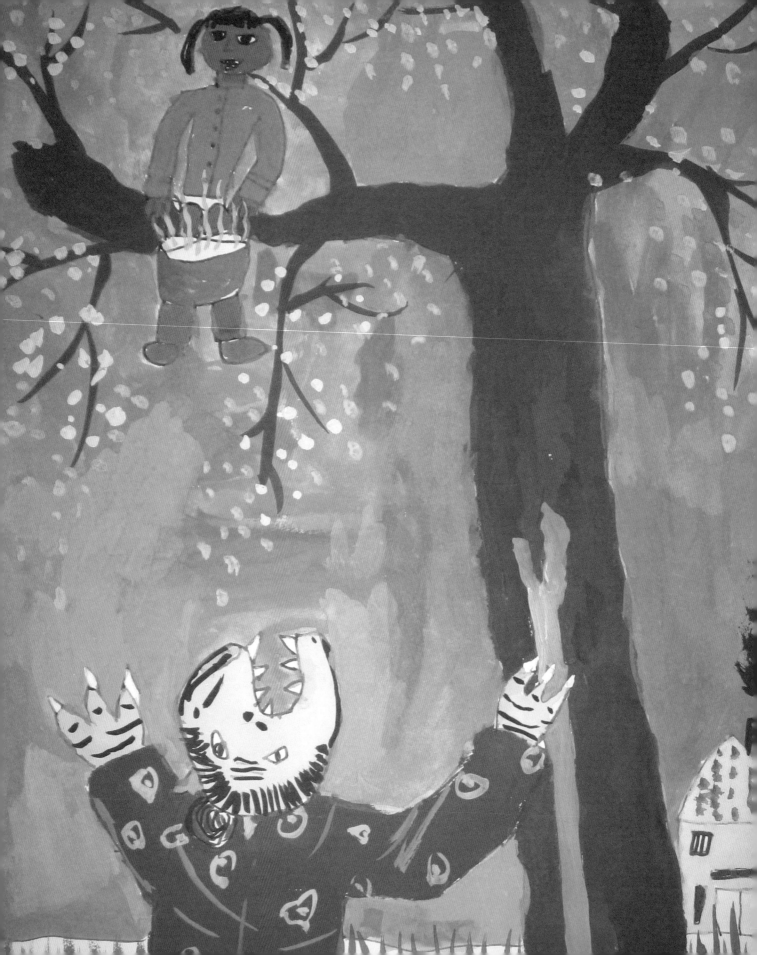

RABIA, MIEDO Y COMPRENSIÓN

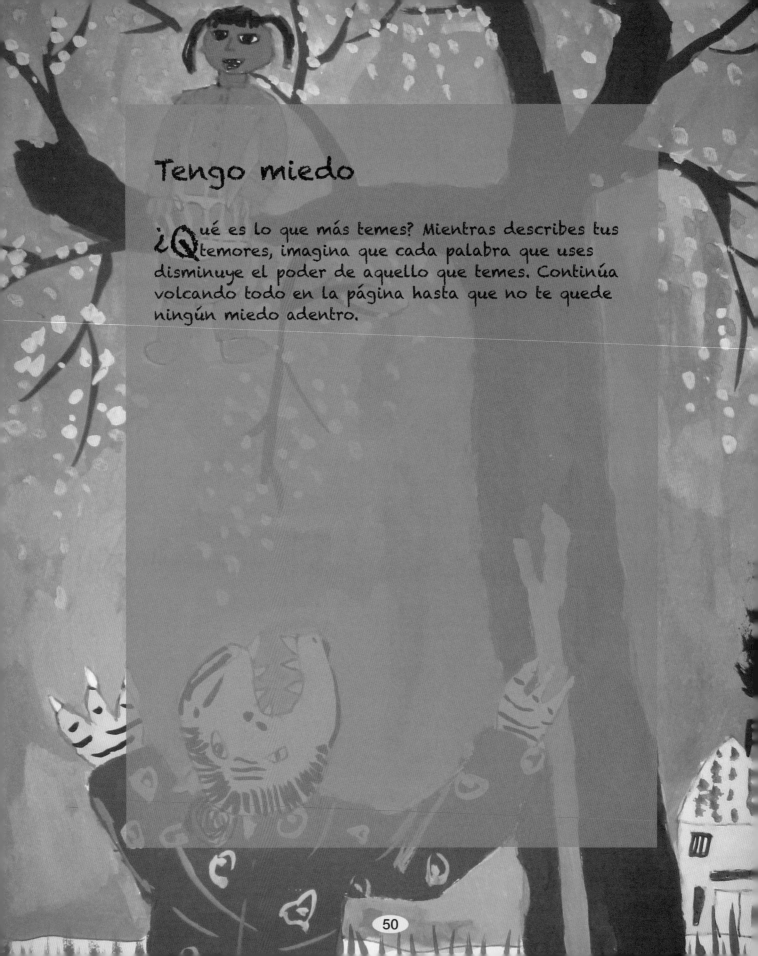

Tengo miedo

¿Qué es lo que más temes? Mientras describes tus temores, imagina que cada palabra que uses disminuye el poder de aquello que temes. Continúa volcando todo en la página hasta que no te quede ningún miedo adentro.

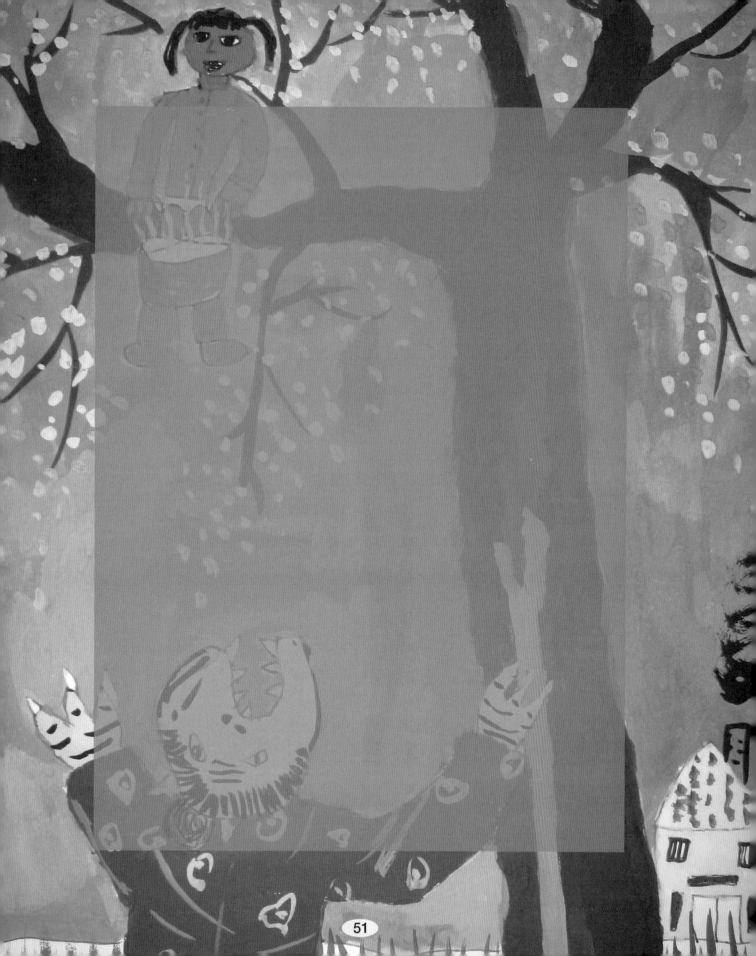

La vida te da un premio

Date el premio que tengas merecido.

En honor y en reconocimiento al coraje, otorgamos a

(Tu Nombre)

Este premio por haber...

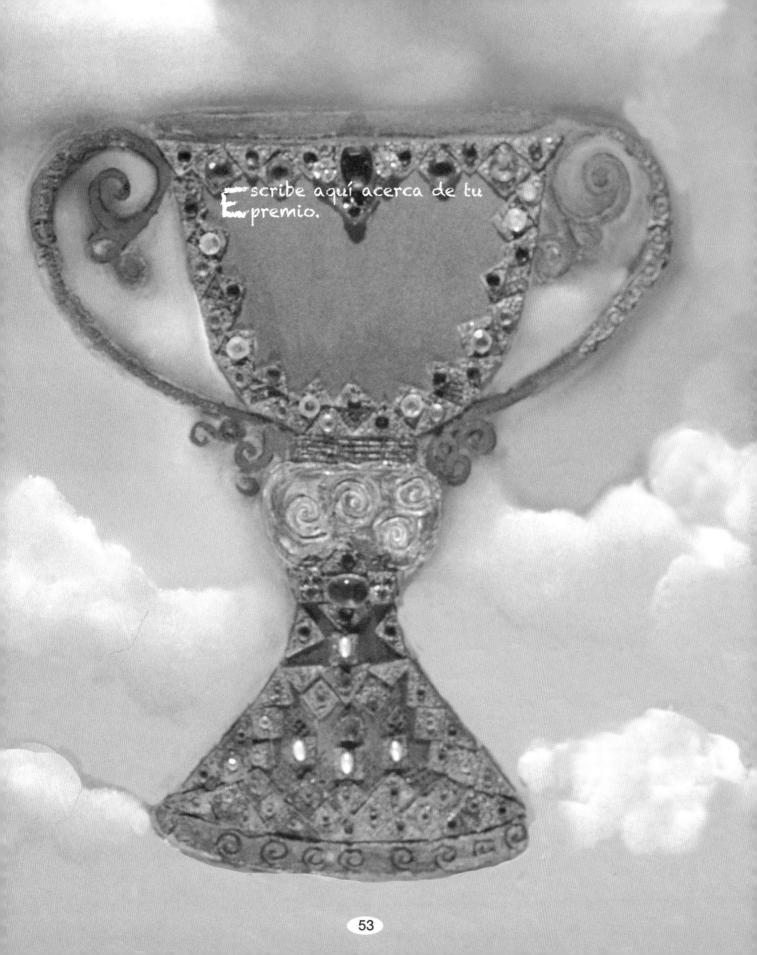

Escribe aquí acerca de tu premio.

Emociones

Escribir es una manera segura de extrovertir tus Emociones. Escribe uno o más párrafos sobre tres de los sentimientos que experimentes con más frecuencia.

54

retraída
apabullada
cansado
tranquilo
asustado
enojado
alegre
retraído
decidida
asustada
indiferente
creativa
juguetón
distraído
concentrado
enfermo
apabullado
arrepentido
indiferente
impaciente
cautelosa
confiado
decidido
arrepentida
cansada
apabullada
distraída
apabullada
creativo
confiada
cauteloso
nervioso
confundida
apabullado
confundido
nerviosa
juguetona
concentrada
contento
enferma
confun
enojada
tranquila
indiferente

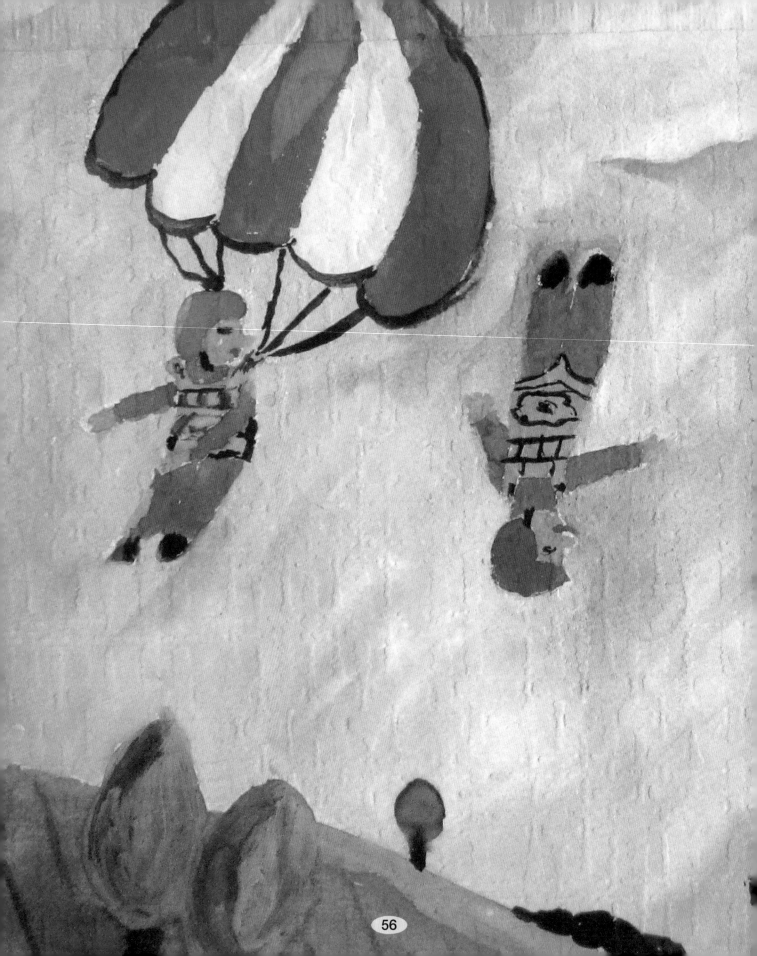

La montaña rusa

Las enfermedades graves, como así también las discapacidades, tienen alzas y bajas, con sentimientos opuestos que se suceden casi simultáneamente. Describe tu enfermedad o tu discapacidad comparándola con la montaña rusa del parque de diversiones.

Un mar de lágrimas

A veces da miedo empezar a llorar porque no sabemos si podríamos parar de hacerlo. Llorar es una manera de liberar emociones contenidas. ¿Cuándo te largas a llorar? Describe cómo te sientes luego de llorar o sobre el llanto que estás conteniendo.

Mi punto límite

Es normal frustrarse o enfadarse cuando existen problemas de salud. Algunas personas gritan, otras explotan y otras se quedan calladas y apartadas. Haz una lista de situaciones que desatan tu rabia. Empieza por aquellas que te enfurecen y termina con aquellas que sólo te molestan. Usa esta lista para mantener las cosas en perspectiva la próxima vez que pase algo que te da rabia.

Berrinche

Quienes están enfermos o tienen dolores, a
menudo, son agresivos con quienes tienen
más cerca. ¿Te ocurre a veces que tienes una
rabieta? ¿Cómo podrías expresar tu impaciencia y
frustración de mejor manera?

Gente difícil

Cuando te encuentras con gente de mal humor, maliciosa o que te hiere, esas conductas están fuera de tu control. La próxima vez que estés frente a un bravucón, elige cómo reaccionar: podrías decirte a ti mismo algo positivo para ayudar a contrarrestar la maldad, o sencillamente dejar que la situación pase. ¡Pero no te lo tomes personalmente! Después de probar diferentes estrategias, escribe sobre los resultados.

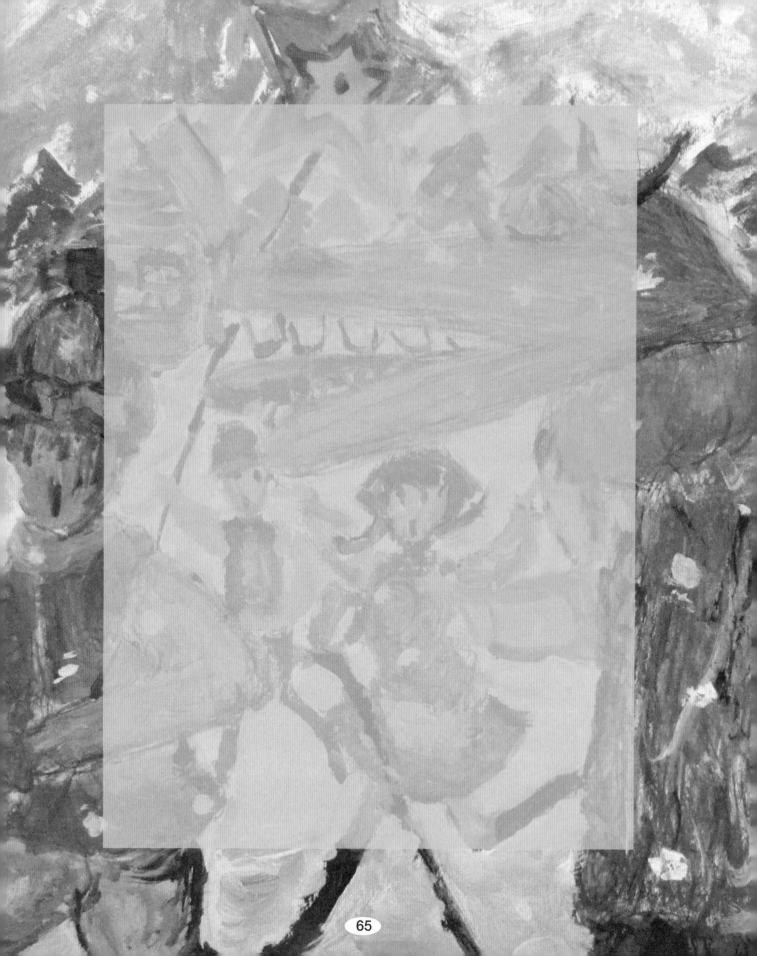

Desahogándote

¿Para transcurrir el día, qué es lo que te ayuda? Reír, bromear, jugar con videos, leer un buen libro o escuchar música, puede ayudar a que te distiendas y a que te sientas mejor. Describe un momento en el que hiciste algo para desahogarte. Haz una lista de las actividades, experiencias o personas que te levantan el ánimo.

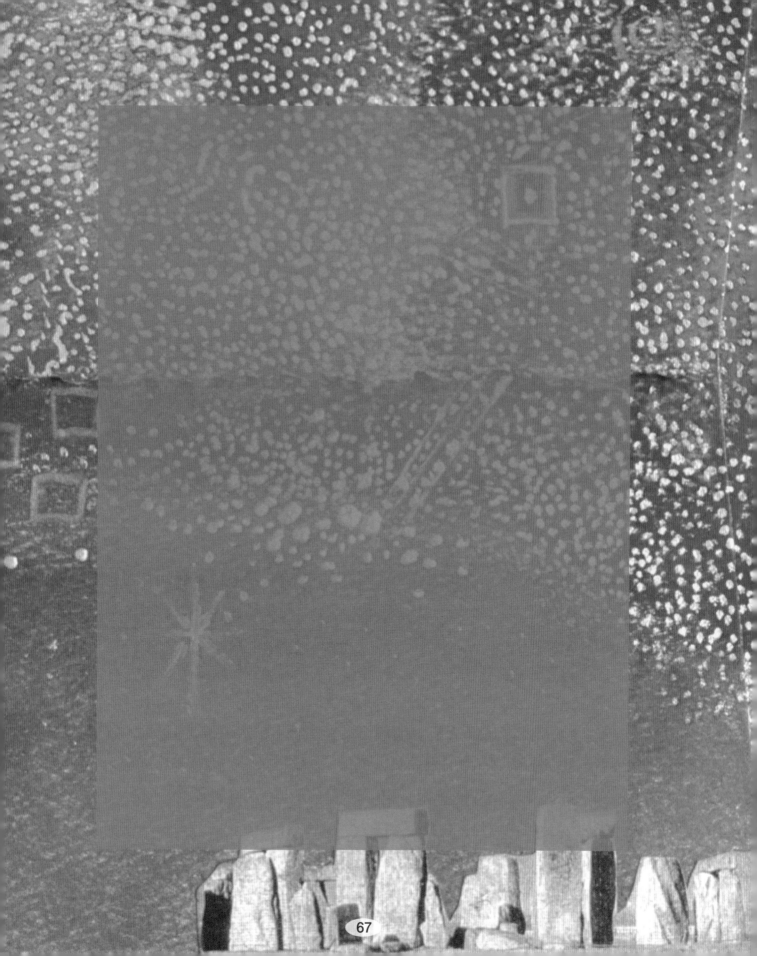

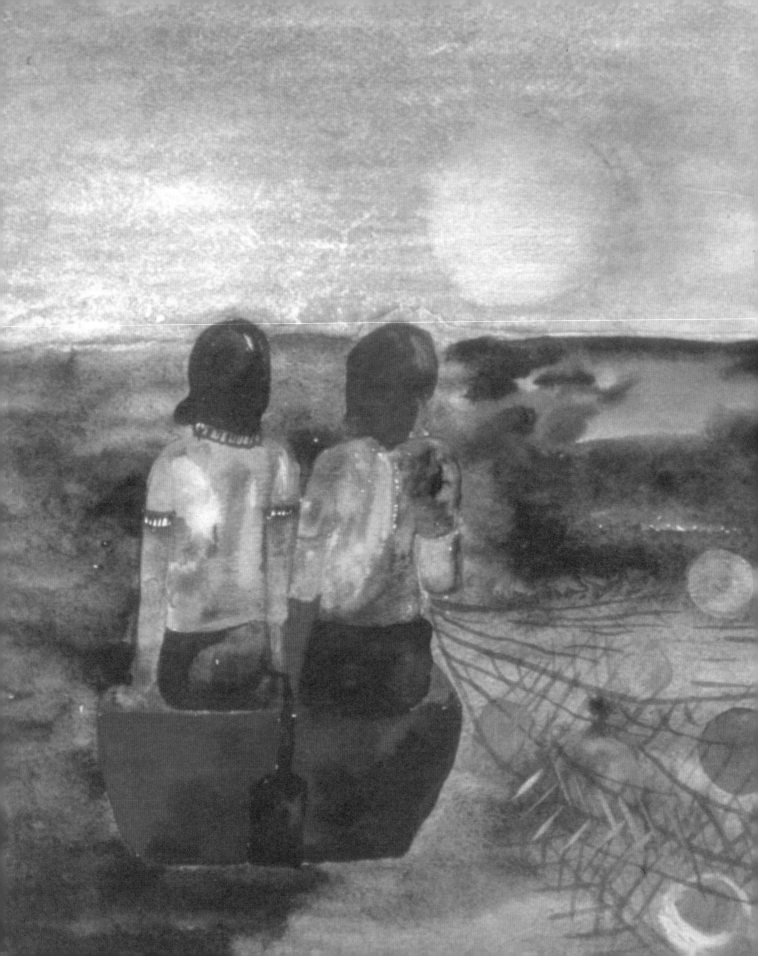

FAMILIA, AMIGOS Y EL APOYO DE QUIENES TE RODEAN

Pidiendo ayuda

¿Quiénes son las personas que se ponen a tu disposición? ¿Qué es lo que hacen o dicen para que te sientas atendido y respaldado? Escribe acerca de tus momentos de soledad. ¿Cómo has hecho para pedir ayuda?

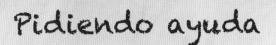

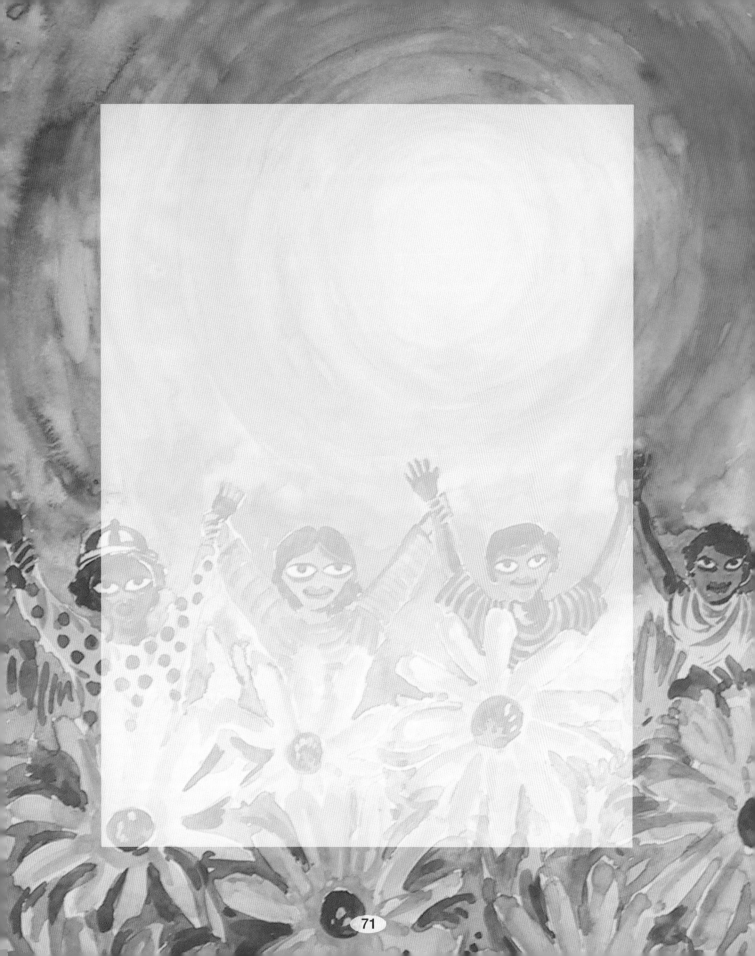

Asuntos de familia

Cuando un miembro de la familia se enferma o tiene necesidades especiales, toda la familia se ve afectada. ¿Cómo te parece que se diferencia la vida de tu familia a la de otras familias?

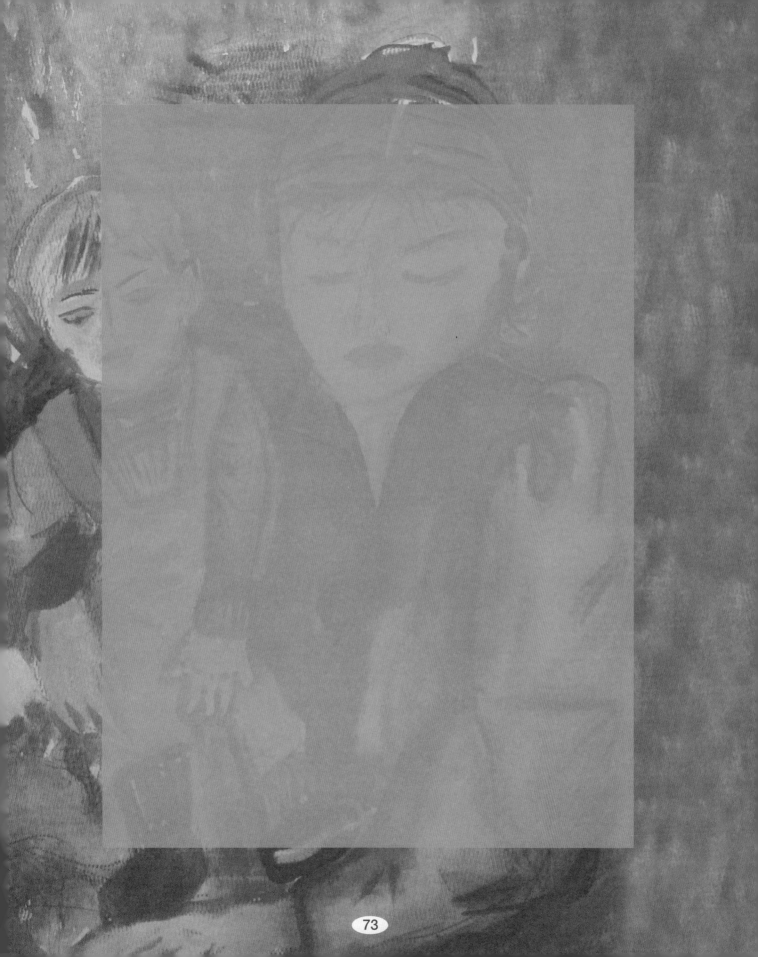

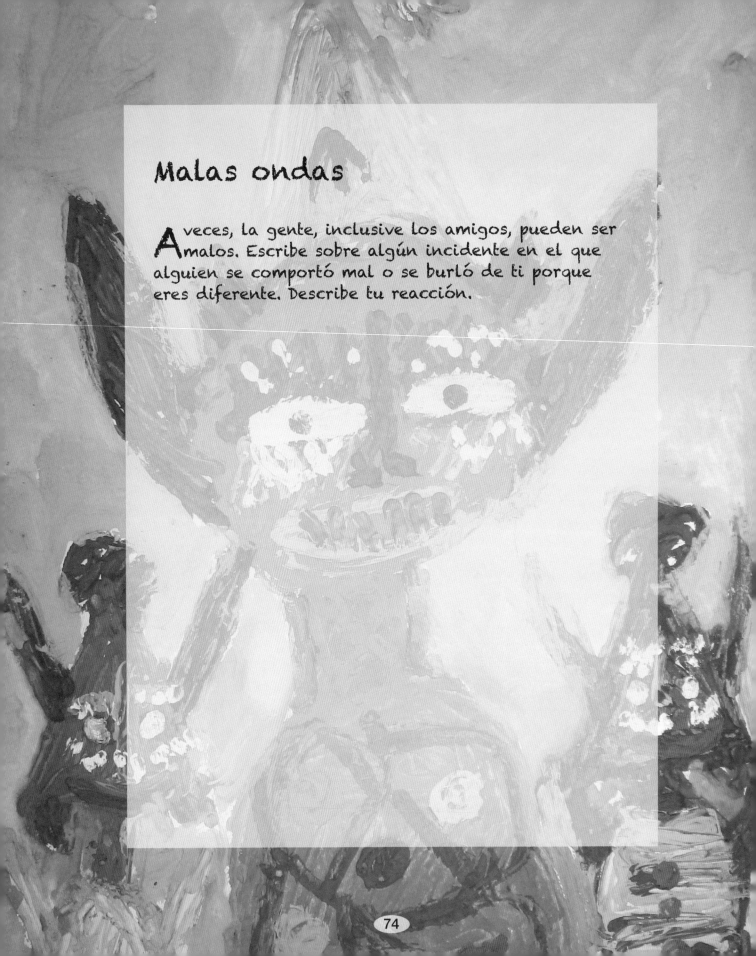

Malas ondas

A veces, la gente, inclusive los amigos, pueden ser malos. Escribe sobre algún incidente en el que alguien se comportó mal o se burló de ti porque eres diferente. Describe tu reacción.

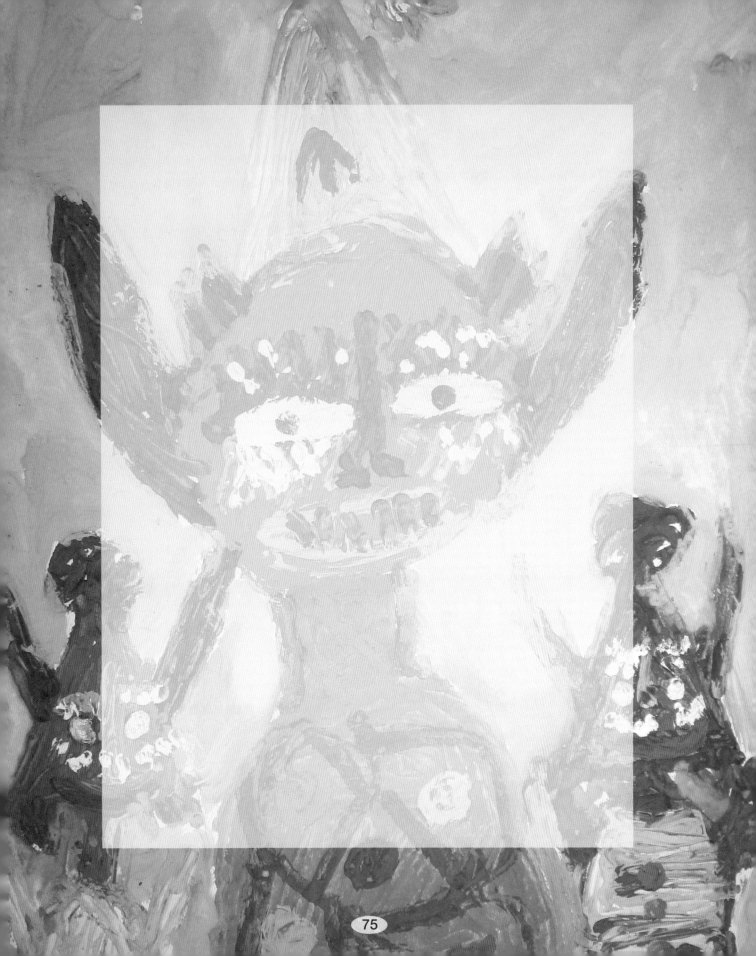

Hablar, escuchar y oír

A veces, pareciera como que tu familia y tus amigos no te entienden. ¿Con quién te parece que podrías hablar? ¿Quiénes no te escuchan cuando les hablas? Escribe sobre qué te gustaría decirles, a quienes no te prestan atención, para que pudieran entenderte.

Contar todo

Es normal enojarse o frustrarse debido a lo que te está pasando. Contener la rabia requiere mucha energía la que podría ser mejor aplicada para curarte. Manifestar la rabia de manera saludable, ayuda a aclarar las cosas y a levantar tu sistema inmunológico. ¿Qué cosas te hacen enfadar? La próxima vez que te enojes, empieza escribiendo: "Estoy enojado/frustrado porque_____"

Puedes crear tu propio bolsillo de papel para
ensobrar tus pensamientos personales y tu rabia para
después pegarlo aquí.

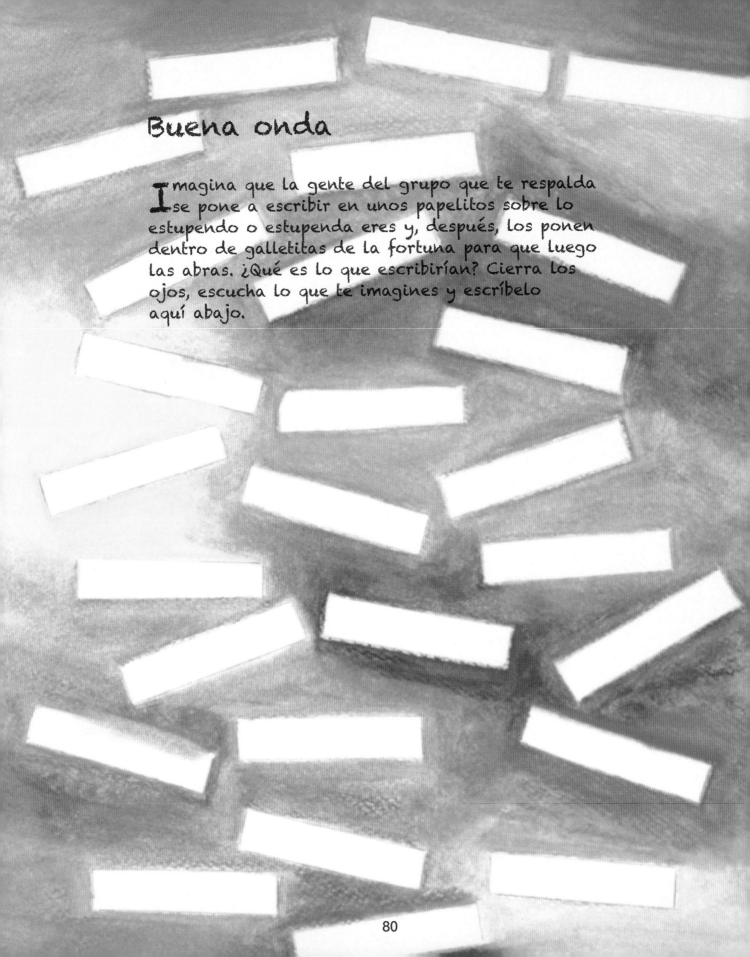

Buena onda

Imagina que la gente del grupo que te respalda se pone a escribir en unos papelitos sobre lo estupendo o estupenda eres y, después, los ponen dentro de galletitas de la fortuna para que luego las abras. ¿Qué es lo que escribirían? Cierra los ojos, escucha lo que te imagines y escríbelo aquí abajo.

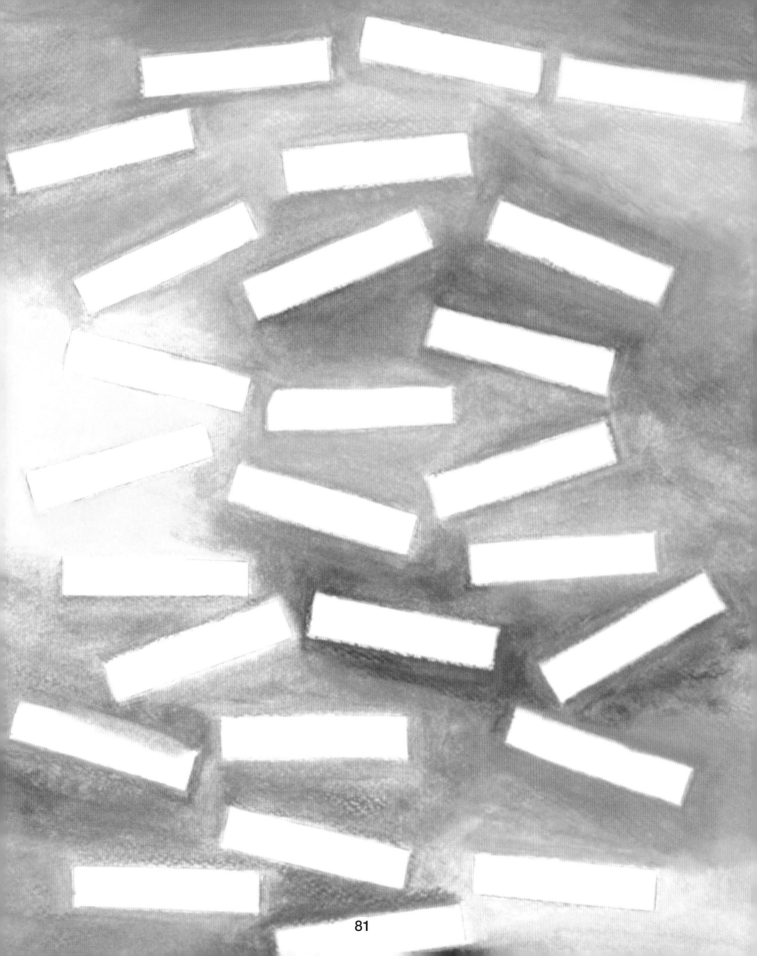

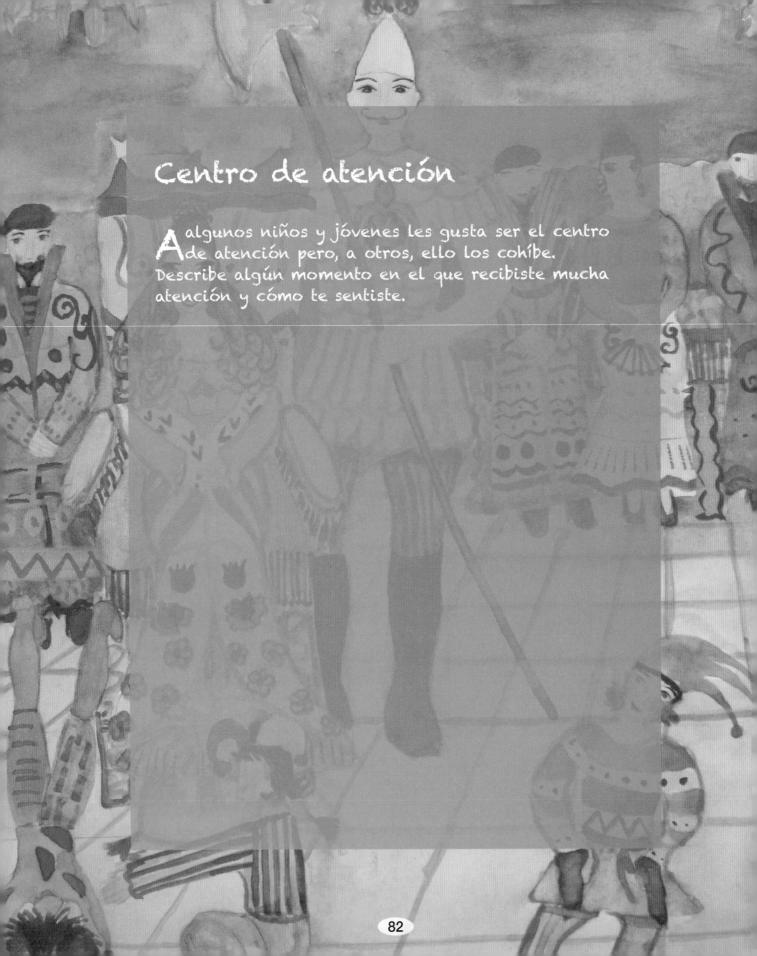

Centro de atención

A algunos niños y jóvenes les gusta ser el centro de atención pero, a otros, ello los cohíbe. Describe algún momento en el que recibiste mucha atención y cómo te sentiste.

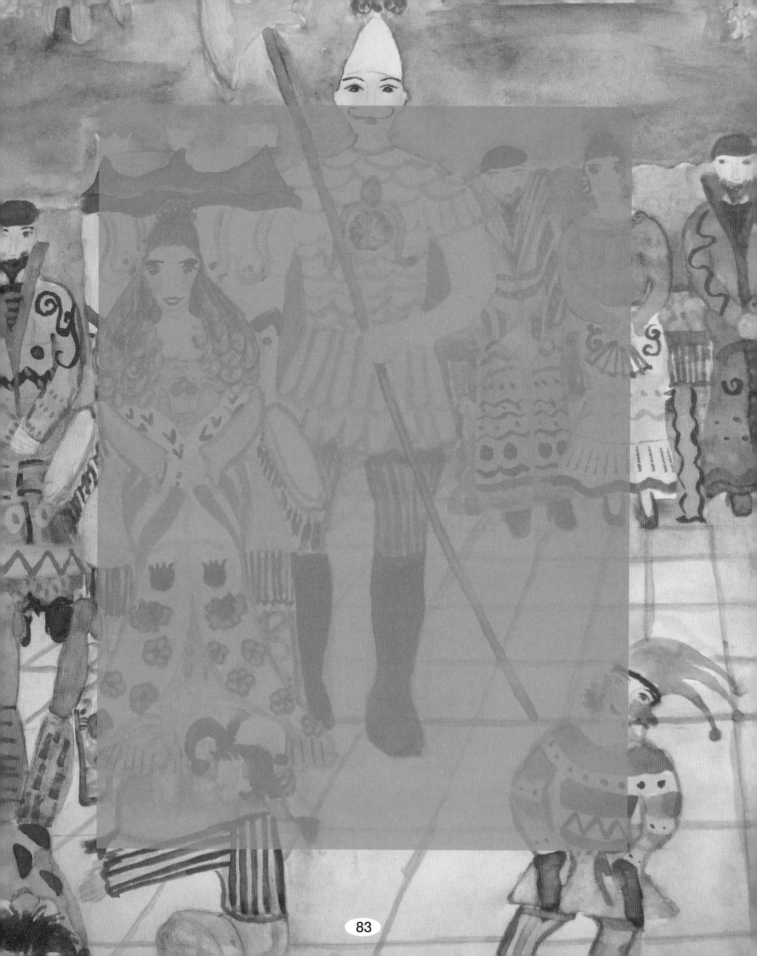

Amigos especiales

Describe a tus amigos especiales o diferentes. ¿Qué es lo que han agregado a tu vida?

Cambios

Escribe sobre una amistad o una relación familiar que ha cambiado o que se ha terminado. Describe qué ocurrió y cómo ello te afectó.

CARIÑO Y GRATITUD

Quiérete

Antes de poder querer a otros, debes quererte a ti mismo. ¿Qué es lo que te gusta o no te gusta de ti mismo? ¿Cómo podrías mejorar la confianza en ti mismo?

Con el corazón alegre

Hay muchas maneras de divertirse. ¿Qué es lo que te llena de alegría? ¿Qué es lo que te hace feliz, te levanta el ánimo y te pone contento?

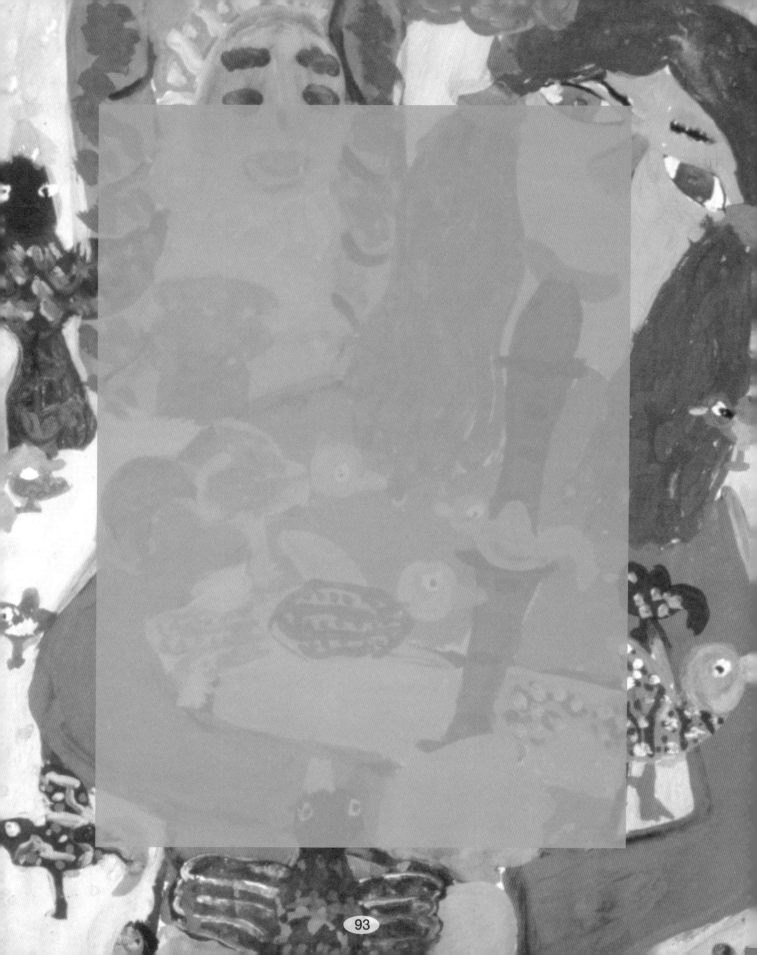

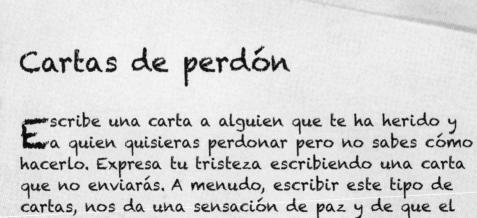

Cartas de perdón

Escribe una carta a alguien que te ha herido y a quien quisieras perdonar pero no sabes cómo hacerlo. Expresa tu tristeza escribiendo una carta que no enviarás. A menudo, escribir este tipo de cartas, nos da una sensación de paz y de que el tema ha quedado resuelto.

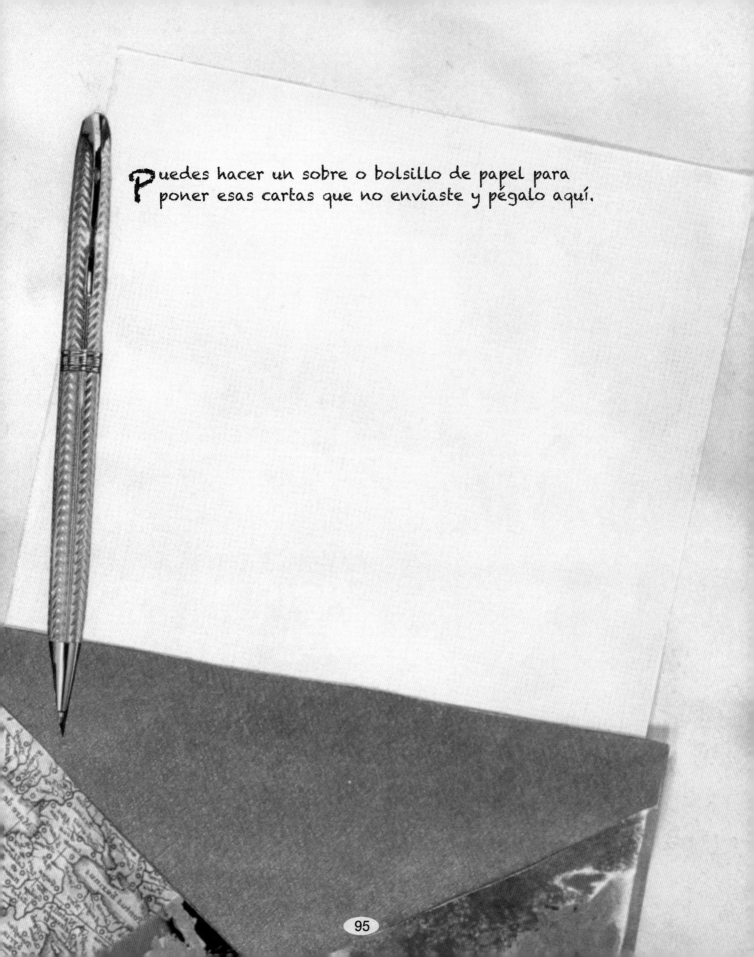

Puedes hacer un sobre o bolsillo de papel para poner esas cartas que no enviaste y pégalo aquí.

Banco de memoria

Nuestras vidas están formadas por recuerdos, experiencias e historias. Escribe sobre tus recuerdos favoritos y el por qué son tan especiales. Mantén una lista y léela cuando te sientas triste.

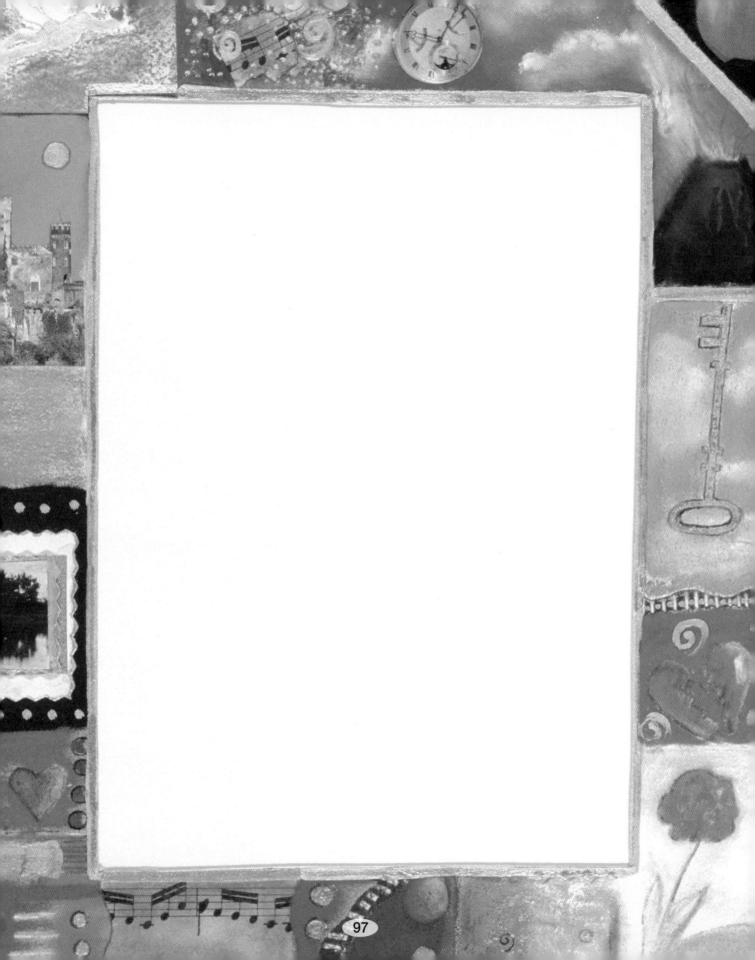

Palabras de admiración

Imagina que has recibido una carta de tus padres en la que dicen que están muy orgullosos de ti. Permíteles expresar su amor y orgullo en esa carta que escribirás tú mismo y que recibirás con el corazón abierto.

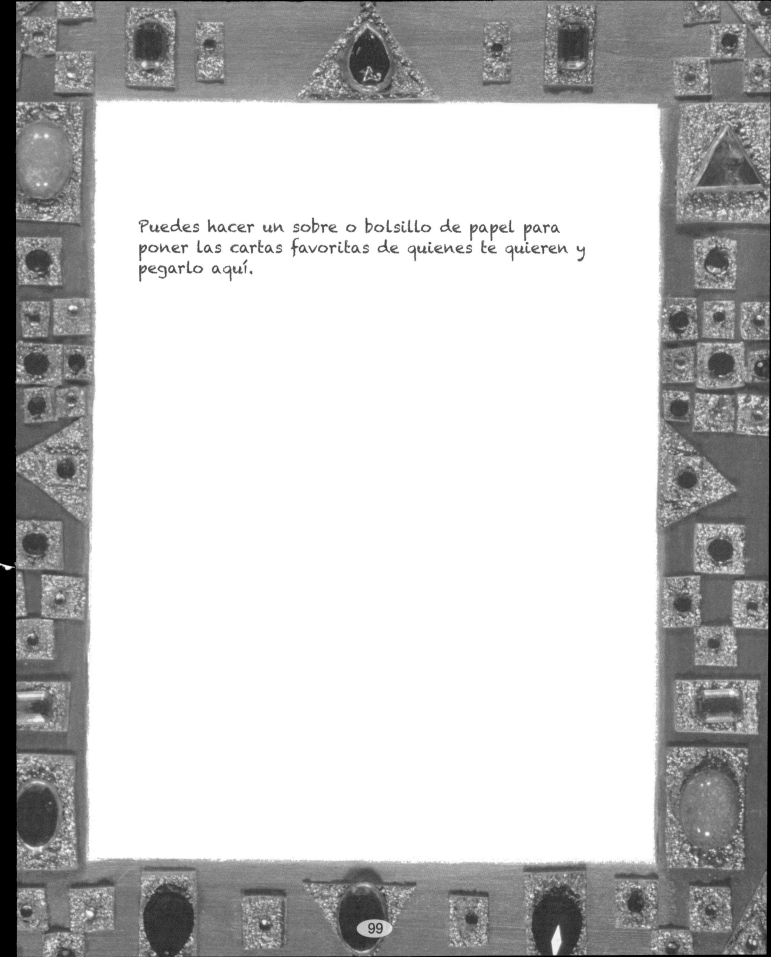

Puedes hacer un sobre o bolsillo de papel para poner las cartas favoritas de quienes te quieren y pegarlo aquí.

Expresiones de amor

Uno de los mayores regalos que podemos recibir es cuando nos dicen que nos quieren y aprecian. Haz una lista sobre qué es lo que sientes cuando te quieren, protegen y te hacen sentir que eres especial.

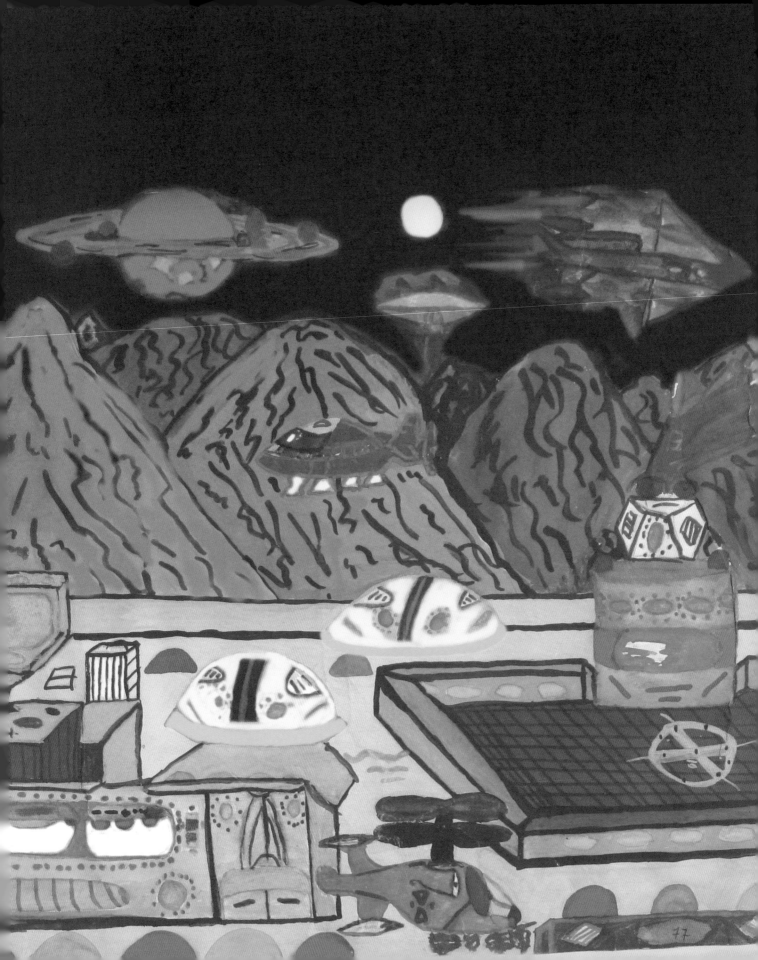

DESAFÍOS, CAMBIOS Y MADUREZ

Sentirse diferente

Cualquiera puede ser sensible frente a la opinión de los demás. ¿Qué es lo que te avergüenza o mortifica? ¿Hay aspectos de tu personalidad que aprecias más debido a tu enfermedad o condición?

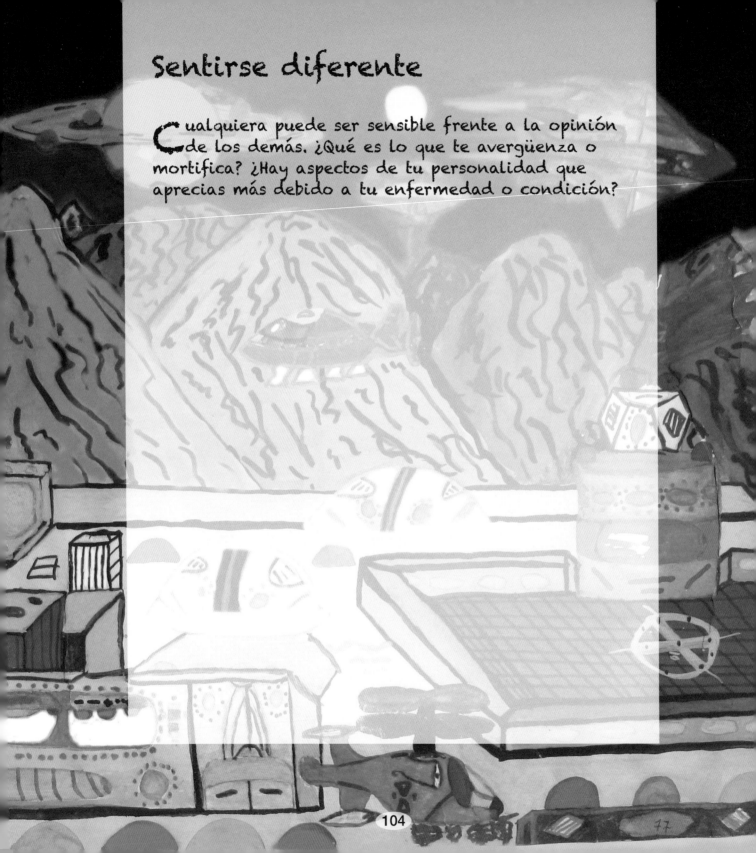

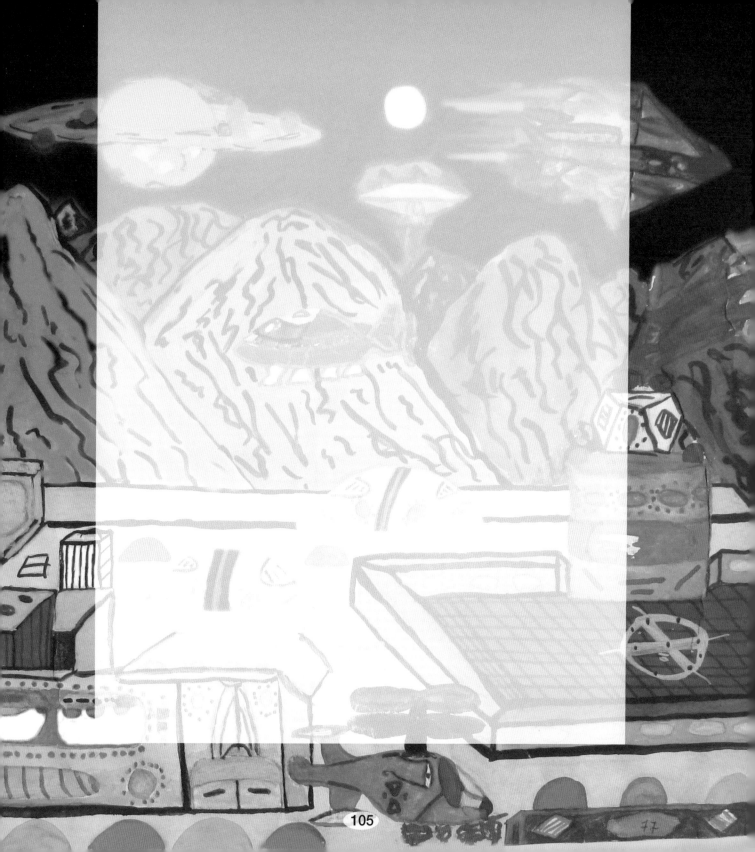

Actitud

Tu actitud es como un mensaje sobre cómo te sientes por dentro. Todos tenemos actitudes. ¿Cómo percibes que es tu actitud últimamente?

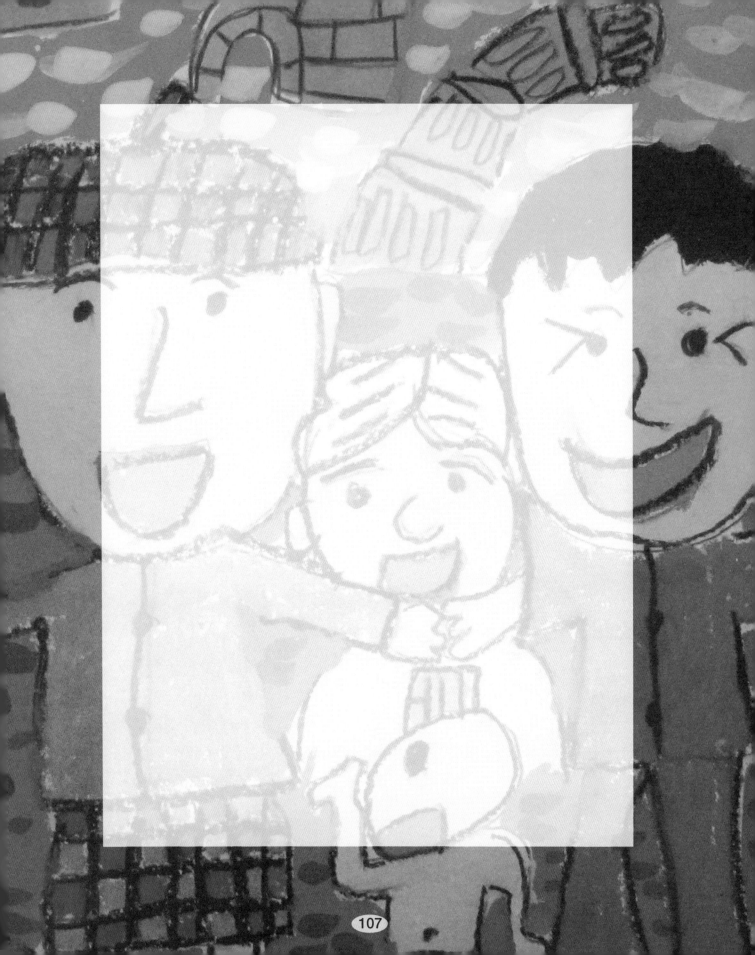

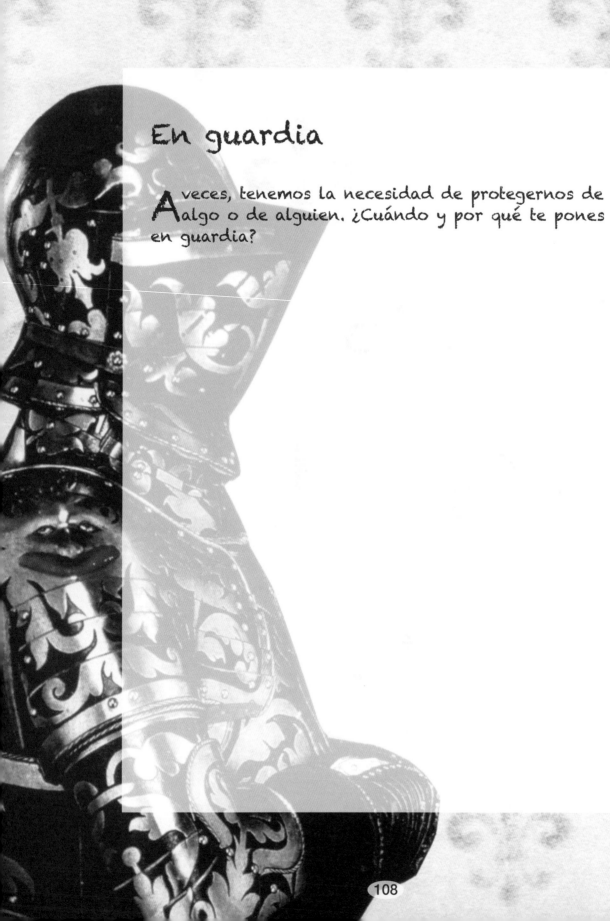

En guardia

A veces, tenemos la necesidad de protegernos de algo o de alguien. ¿Cuándo y por qué te pones en guardia?

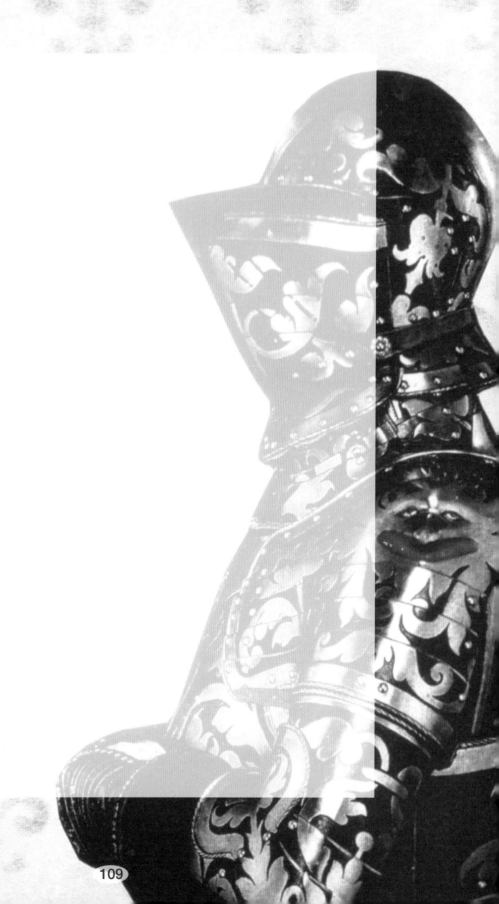

Tirar la basura

Haz un bolsillo o sobre de papel para la "basura" y pégalo aquí. En distintos pedazos de papel, escribe sobre tus dudas, miedos y pensamientos negativos que estén interfiriendo con tu felicidad. Tira esos pensamientos y emociones en el bolsillo de la basura para que se disipen.

Carta de un ángel

Imagínate que has recibido un mensaje de un ángel. Cierra los ojos, respira profundo y empieza a escribir lo que presientes que ese ángel te escribe: "Querido o querida [tu nombre], _____"

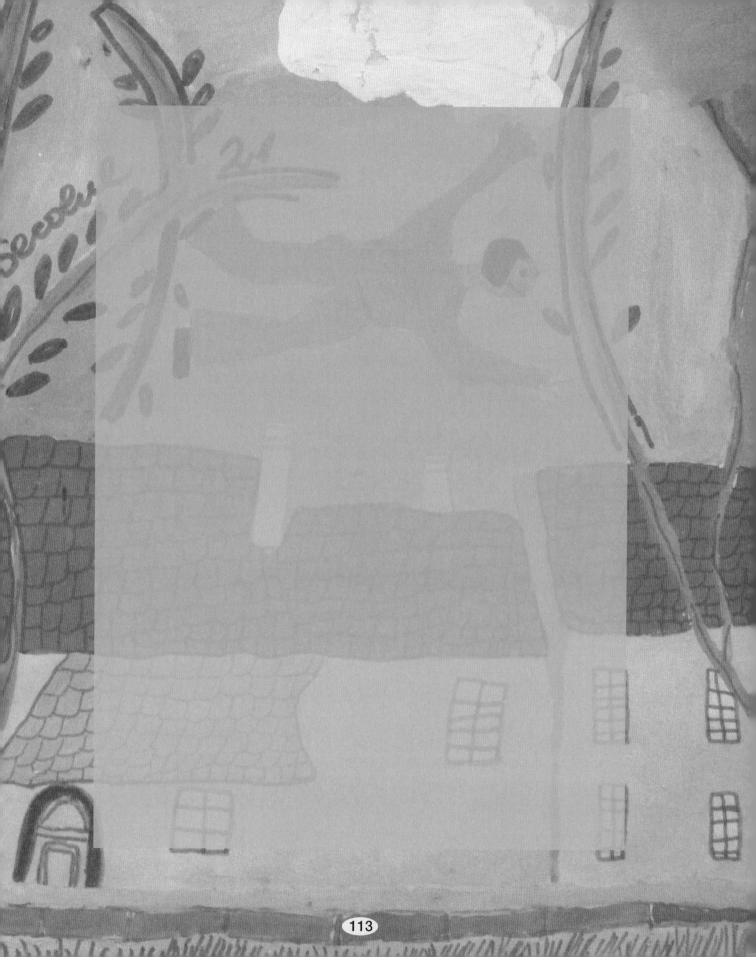

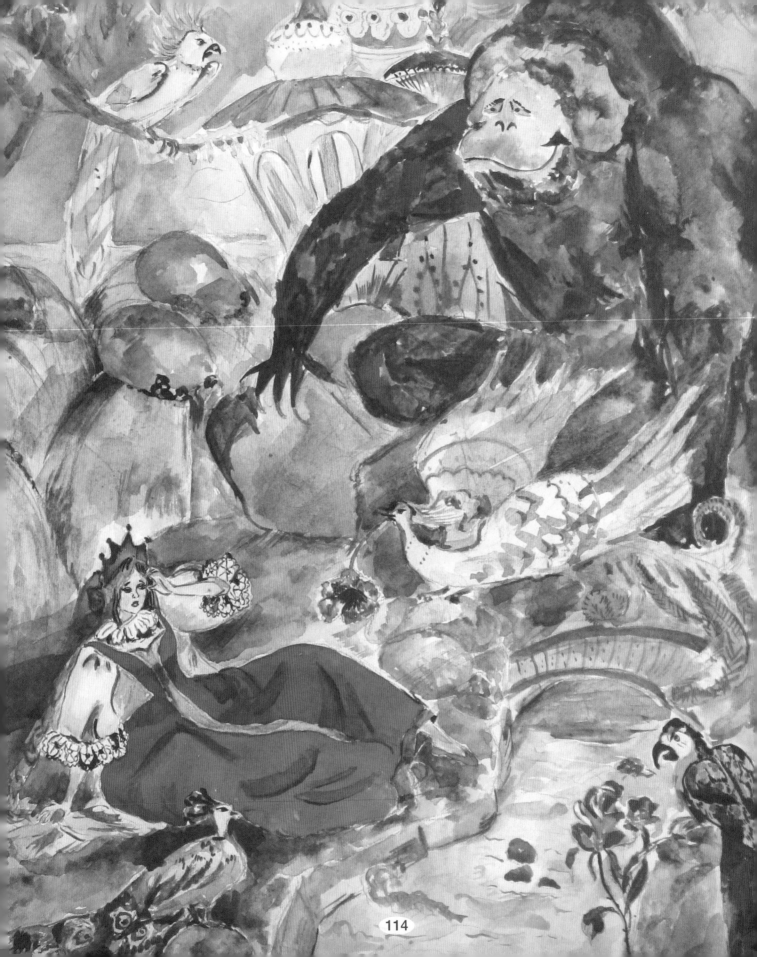

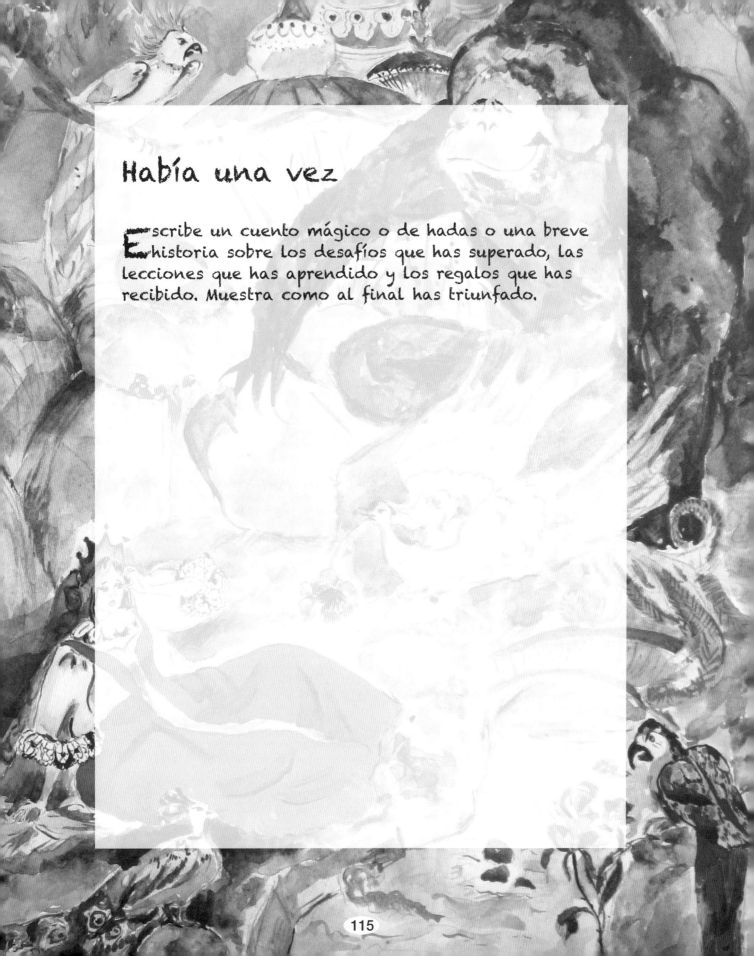

Había una vez

Escribe un cuento mágico o de hadas o una breve historia sobre los desafíos que has superado, las lecciones que has aprendido y los regalos que has recibido. Muestra como al final has triunfado.

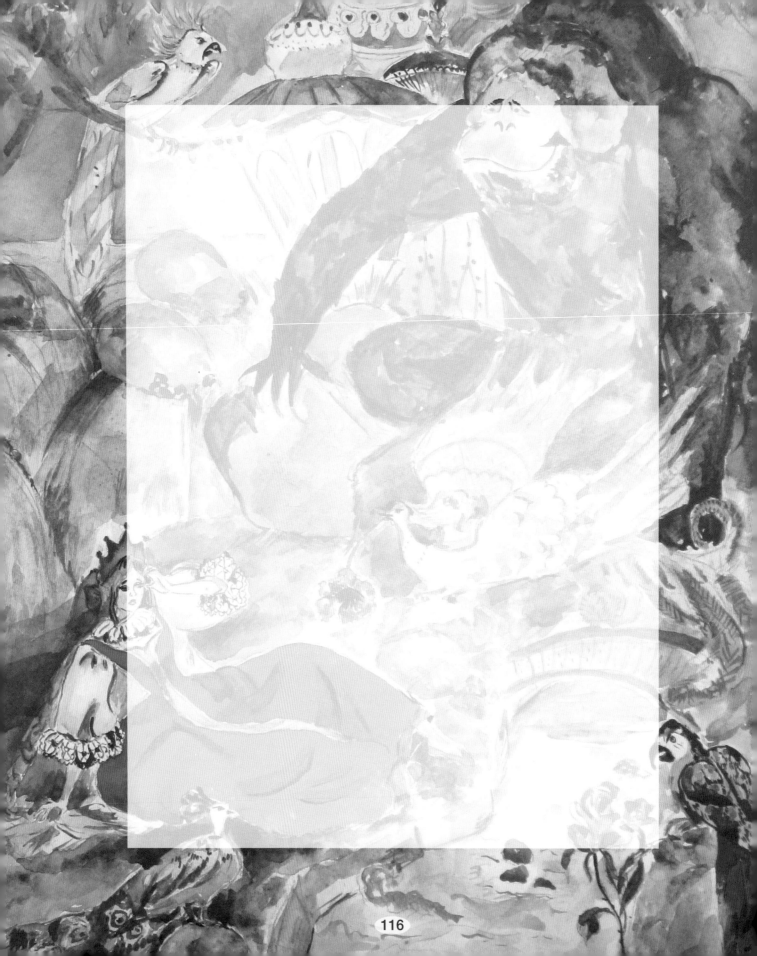

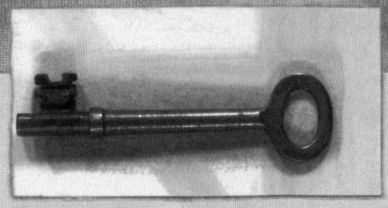

La llave

Jóvenes y niños con desafíos de salud, a menudo modifican sus prioridades para reflejar qué es lo que realmente importa. En tu vida ¿qué es lo que ya no es tan importante? ¿A qué le dedicas ahora tu tiempo y energía? ¿Qué es lo que más aprecias de la vida?

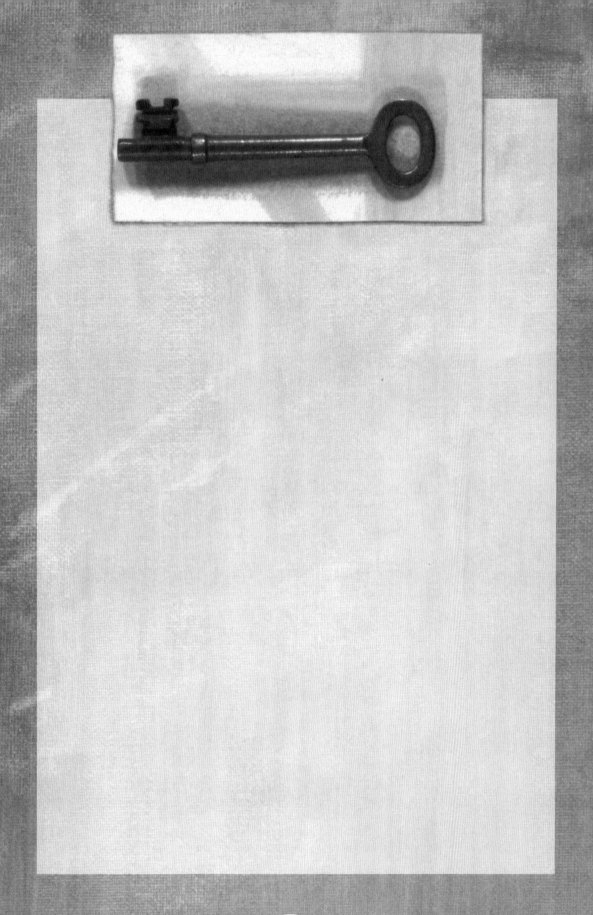

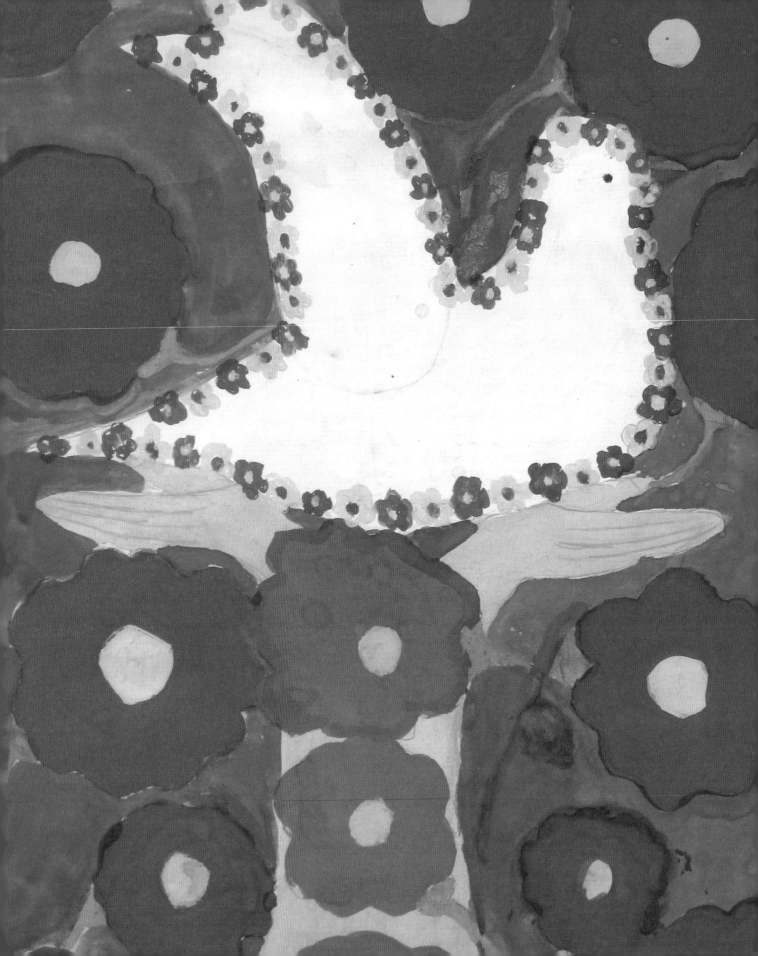

TU CAMINO Y TUS ANHELOS

La calma luego de la tormenta

Una situación difícil puede derivar en algo propicio, así como una tormenta puede concluir con un hermoso arco iris. Cuando te enfrentes con obstáculos, procura encontrar qué ocultan de positivo y escribe aquí sobre ello.

En paz contigo mismo

La paz llega cuando aceptas tu situación aún cuando esta no te guste. Aceptar de que uno está enfermo quiere decir que, a pesar de ello, aún puedes enfrentarte a la enfermedad aunque no puedas cambiar la realidad. ¿Cómo podrías encontrar paz a pesar de lo que estás enfrentando?

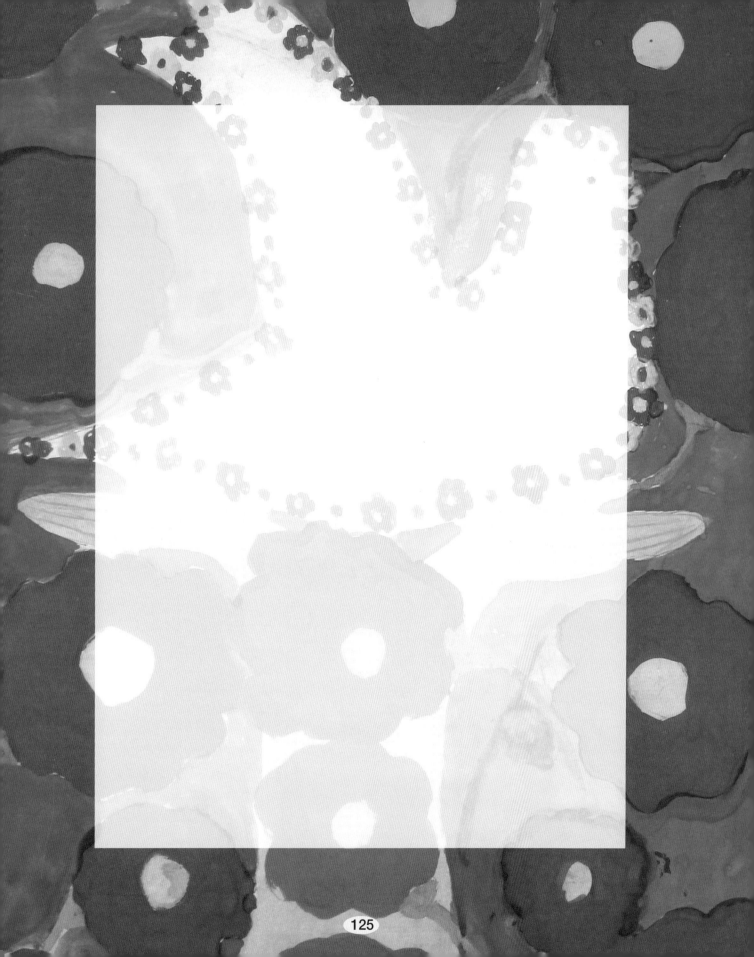

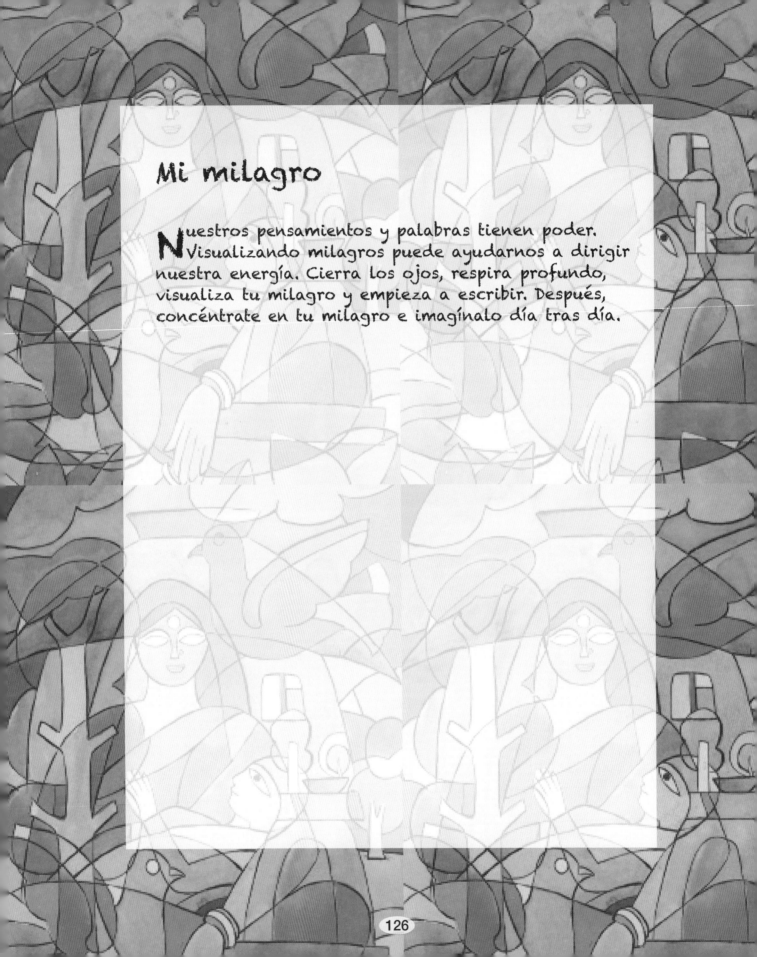

Mi milagro

Nuestros pensamientos y palabras tienen poder. Visualizando milagros puede ayudarnos a dirigir nuestra energía. Cierra los ojos, respira profundo, visualiza tu milagro y empieza a escribir. Después, concéntrate en tu milagro e imagínalo día tras día.

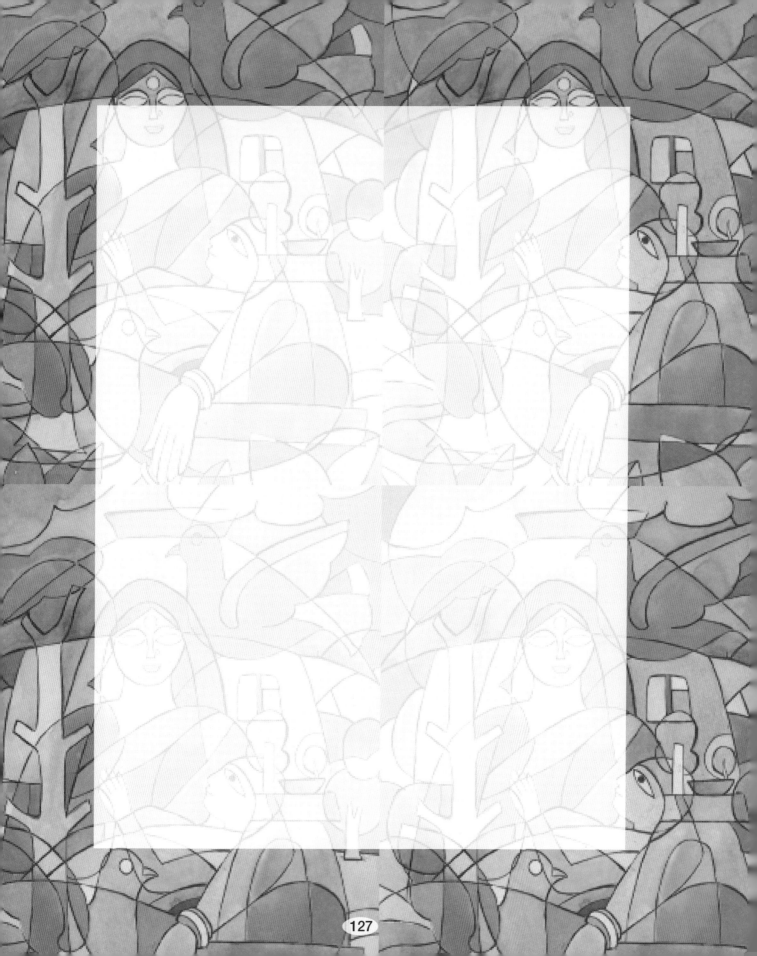

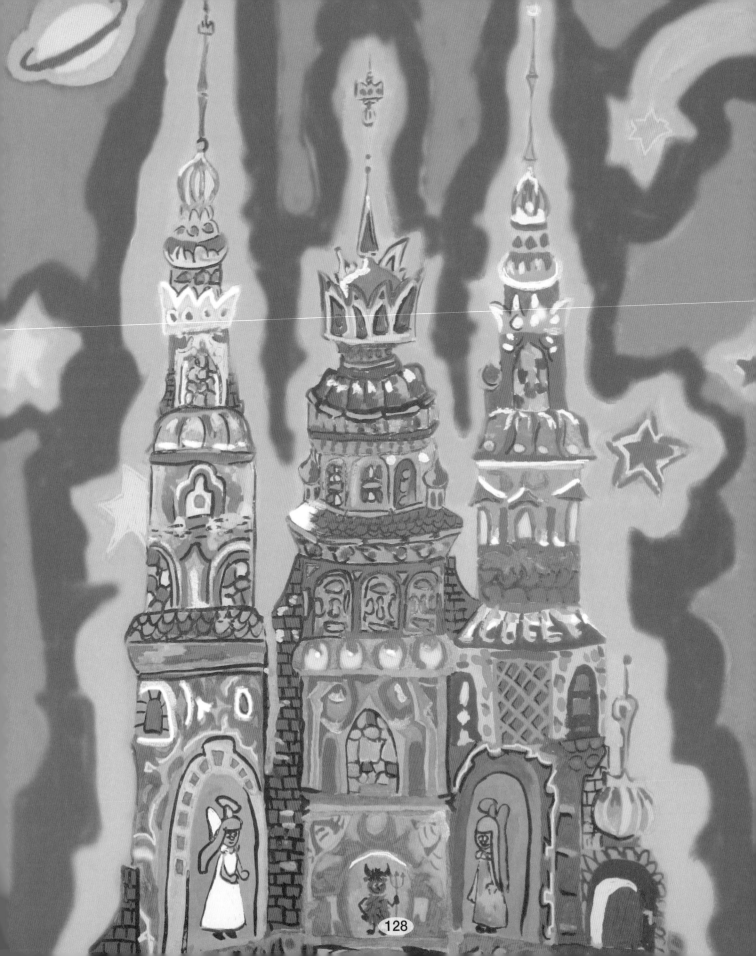

100 sueños y deseos

Para obtener lo que quieres en la vida, debes saber qué es lo que deseas. Haz una lista de qué es lo que tu corazón desea, de tus sueños y tus objetivos. Haz una marquita en el cuadradito correspondiente cuando ellos se conviertan en realidad. Te va a dar fuerzas saber que, en la vida, puedes crear lo que quieras.

1. _____ ☐
2. _____ ☐
3. _____ ☐
4. _____ ☐
5. _____ ☐
6. _____ ☐
7. _____ ☐
8. _____ ☐
9. _____ ☐
10. _____ ☐
11. _____ ☐
12. _____ ☐
13. _____ ☐
14. _____ ☐
15. _____ ☐
16. _____ ☐
17. _____ ☐
18. _____ ☐
19. _____ ☐
20. _____ ☐
21. _____ ☐
22. _____ ☐
23. _____ ☐
24. _____ ☐
25. _____ ☐
26. _____ ☐

27. _____ ☐
28. _____ ☐
29. _____ ☐
30. _____ ☐
31. _____ ☐
32. _____ ☐
33. _____ ☐
34. _____ ☐
35. _____ ☐
36. _____ ☐
37. _____ ☐
38. _____ ☐
39. _____ ☐
40. _____ ☐
41. _____ ☐
42. _____ ☐
43. _____ ☐
44. _____ ☐
45. _____ ☐
46. _____ ☐
47. _____ ☐
48. _____ ☐
49. _____ ☐
50. _____ ☐
51. _____ ☐
52. _____ ☐
53. _____ ☐
54. _____ ☐
55. _____ ☐
56. _____ ☐
57. _____ ☐
58. _____ ☐
59. _____ ☐
60. _____ ☐
61. _____ ☐
62. _____ ☐
63. _____ ☐

64. _____ ☐
65. _____ ☐
66. _____ ☐
67. _____ ☐
68. _____ ☐
69. _____ ☐
70. _____ ☐
71. _____ ☐
72. _____ ☐
73. _____ ☐
74. _____ ☐
75. _____ ☐
76. _____ ☐
77. _____ ☐
78. _____ ☐
79. _____ ☐
80. _____ ☐
81. _____ ☐
82. _____ ☐
83. _____ ☐
84. _____ ☐
85. _____ ☐
86. _____ ☐
87. _____ ☐
88. _____ ☐
89. _____ ☐
90. _____ ☐
91. _____ ☐
92. _____ ☐
93. _____ ☐
94. _____ ☐
95. _____ ☐
96. _____ ☐
97. _____ ☐
98. _____ ☐
99. _____ ☐
100. _____ ☐

Encontrando respuestas

Quizás tengas aún otras preguntas dando vueltas en tu cabeza. Escribe esas preguntas e imagínate que sabes las respuestas.

Compartiendo sabiduría

Has pasado por momentos verdaderamente difíciles. Gracias a ellos, quizás ahora eres más sagaz. ¿Qué te gustaría compartir con niños y jóvenes sobre lo que has aprendido?

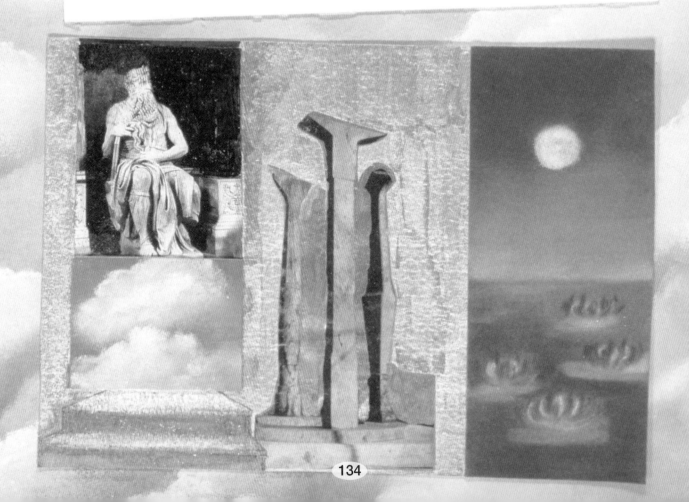

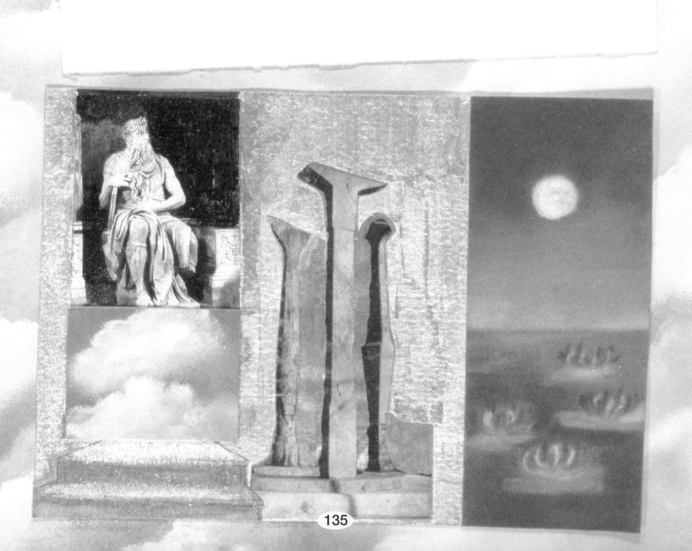

Más preguntas

Ahora que has concluido tu diario personal, puedes continuar haciendo tu propio diario con tus escritos y arte propios. Aquí van algunas preguntas para ayudarte a empezar.

Expresión corporal

Se dice que el alma habita en el cuerpo. La mayoría, nos sentimos incómodos con la manera en que nos vemos a nosotros mismos ¿Hay algo en tu apariencia que te hace sentir incómodo contigo mismo?

Ventanas del alma

¿Qué ventanas se están abriendo o cerrando en tu vida? ¿Porqué vivencias estás pasando? ¿Hacia adónde te encaminas y de qué te alejas?

Amigos de verdad

Los verdaderos amigos te aprecian, te apoyan y te alientan. Escribe acerca de cómo un verdadero amigo o amiga te ha ayudado. Describe qué crees que defina a un amigo de verdad.

Plegarias

Escribe acerca de tu propias ruegos para pedir por lo que sea que quieras o necesites. Escribe desde tu corazón. Puedes decir la plegaria en silencio o en voz alta con otras personas y tantas veces como quieras. Nuestras palabras tienen fuerza, y las plegarias casi siempre nos dan una sensación de paz.

Yo creo

Escribe un poema o una carta sobre tus creencias. Empieza con: Yo creo...

Una noche oscura

Perder de manera temporaria la fe es como si el alma tuviera una "noche oscura". Escribe sobre algún momento de tu vida en el que tu alma experimentó una noche oscura.

Gratitud y agradecimiento

Un simple gracias tiene sumo valor. Elogiar y apreciar a otros genera momentos de cariño. Escribe cartas a tus familiares y amigos expresando tu gratitud y acuérdate de agradecerles verbalmente también.

Yo y mi sombra

Todos tenemos un "lado oscuro". Tu "sombra" hace referencia a tu lado negativo, el que tratas de ocultar de los demás y de ti mismo. Escribe sobre esa "sombra" tuya.

Las actitudes de otros

Hay quienes se sienten incómodos frente a quienes están enfermos o discapacitados. Describe cómo ves que te tratan y luego escribe sobre cómo te gustaría que te trataran.

Mi fe

Haz una lista de todas las cosas en las que tienes fe. A veces, recordar en qué confiamos y en qué creemos, nos permite confiar en la vida misma.

A LOS PADRES

Este diario personal interactivo fue creado especialmente para niños y adolescentes que enfrentan problemas de salud o alguna discapacidad. Fue diseñado para acompañar a su hijo o hija a lo largo de un proceso de auto-exploración. El proceso de la escritura expresiva se da naturalmente a través de la reflexión y auto-indagación. Niños y adolescentes sienten como que toman control del proceso cuando encuentran respuestas dentro de sí mismos. Escribir un diario personal agrega confianza y deja ver más claras las cosas.

Sus hijos puede usar este diario privadamente, en grupo o compartirlo con quienes los cuidan o aconsejan. Si se siente preocupado por las emociones expresadas por su hijo o hija, por favor consulte con un profesional especializado y ¡no se olvide de tenerse en cuenta a usted también!

A LOS PROFESIONALES

Probablemente, usted está familiarizado con los temores y preocupaciones de jóvenes y niños con desafíos médicos. De ser así, este libro será una herramienta sencilla de usar al trabajar con ellos. Si usted es un profesional que aún no ha tenido la oportunidad de experimentar el increíble espíritu de estos niños y jóvenes, este libro de preguntas especialmente diseñadas, lo ayudará a guiar y apoyar el proceso terapéutico. ¡Gracias por el trabajo que usted realiza!

Padres y médicos, nos gustaría mucho recibir sus opiniones. Escríbanos a: sharing@diggingdeep.org.

A LOS NIÑOS Y ADOLESCENTES

Esperamos que encuentren lo que necesiten en nuestro libro y anhelamos que nos escriban. Por favor bajen el permiso paterno o materno de www.diggingdeep.org y envíenlo junto con los escritos y dibujos a: sharing@diggingdeep.org.

ACERCA DE LOS AUTORES

Rose Offner, MFA

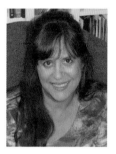 Rose es una autora premiada, artista apasionada y educadora quien, a los 16 años, comenzó a escribir diarios personales que incluían dibujos, poemas, sobres adosados y pequeños bolsillos. Rose ha enseñado a escribir diarios personales a adolescentes en situaciones de riesgo, a jóvenes encarcelados, a mujeres y a educadores. El proceso de auto-preguntarse, de escribir, dibujar y de pintar continúa guiándola a hacerse preguntas a sí misma y a escuchar su propia voz interior. Los talleres de trabajo y los libros de Rose te inspirarán a expresar tu propia voz, a escribir tus historias y a compartir tus más profundas emociones. Para más información sobre talleres de trabajo y conferencias visita: www.roseoffner.com.

Otros libros por Rose Offner:
Journal To The Soul
Journal To The Soul For Teenagers
Journal To Intimacy
Letters From The Soul

Sheri Brisson, MA

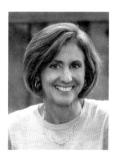 Cuando era niña y adolescente, Sheri transcurrió mucho tiempo en hospitales. Tuvo varias operaciones complicadas en los ojos cuando era pequeña y, cuando tenía 24 años, fue diagnosticada con un tumor cerebral. Dada su experiencia propia, Sheri sabe qué significa enfrentar desafíos de salud. Enfrentando su enfermedad y explorando hondo dentro de sí, Sheri Brisson aprendió a encontrar sus fuerzas interiores y a conocerse a sí misma. Luego de su enfermedad, mientras se recuperaba emocionalmente, ella aprendió a comunicarse de manera real y honesta. Esa fue la consecuencia positiva de su enfermedad. Hoy, una de sus grandes pasiones es apoyar a niños en hospitales y campamentos médicos. sheri@diggingdeep.org.

Reconocimientos

Valoramos mucho a nuestros colegas y amigos que revisaron *Explorando Hondo* y nos hicieron sugerencias. Agradecemos a: Gretyl Clagett, Tony Towle, Christine Vaa, Mary Ellen Peterson, MA, Theresa Reilly, Sherrie Epstein, PhD, Dale Larson, PhD, Cathy Reimers, PhD, Steve Mariotti y Barbara E. Sourkes, PhD.

Agradecemos especialmente el apoyo de nuestras familias que amamos y apreciamos cada día: al esposo de Rose, Rick Bowman y a sus nietos Jimmy, Kody y Katelyn; y al esposo de Sheri, Eric Brisson y a sus hijos Paul y Claire.

Nuestro cálido agradecimiento a aquellos individuos que contribuyeron a la traducción en español: Hernán Iglesias, Miriam Castaneda, and Marnie Lavalle.

Las autoras también quieren agradecer a las siguientes organizaciones e individuos por el permiso para usar las imágenes en las páginas citadas debajo:

10, 14-15, 16-17, 22-23, 24-25, 26, 28-29, 36-37, 40-41, 42-45, 47, 48, 50-51, 56-57, 58-59, 64-65, 68, 70-71, 72-73, 74-75, 76-77, 82-83, 84-85, 86-87, 92-93, 102, 104-105, 106-107, 112-113, 114-117, 120, 124-125, 126-127, 128 arte infantil con permisos;

12-13, 18-19, 20-21, 30-31, 32-33, 38-39, 46-47, 52-53, 54-55, 60-61, 62-63, 66-67, 78-79, 80-81, 88, 90-91, 95-95, 96-97, 98-99, 100-101, 108-109, 110-11, 118-119, 122-123, 129-131, 132-133, 134-135, 136-137, 138-139 con permiso de Rose Offner;

7, 34-35 con permiso de Char Pribuss.

Tipografía Kraash usada con permiso.